オートファジーで
手に入れる
究極の健康長寿

THE SWITCH
IGNITE YOUR METABOLISM WITH INTERMITTENT
FASTING, PROTEIN CYCLING, AND KETO

SWITCH《スイッチ》

ジェームズ・W・クレメント
withクリスティン・ロバーグ／児島 修 訳

日 経 B P

本書をダーク・ピアソンとサンディ・ショーに捧げる。
1980年代前半に2人が書いた
長生きに関する著書やニューズレターに触発されて、
私はこの分野を研究することにした。

CONTENTS

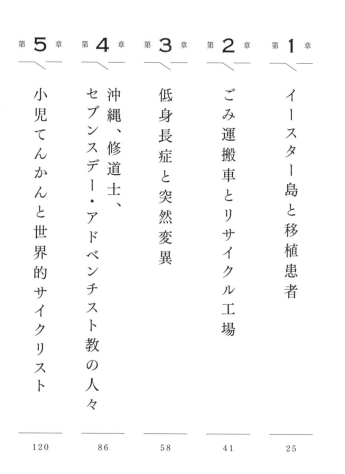

序文

私は自分の職業人としてのキャリアを、生物学、特に人間のゲノム（ＤＮＡに書き込まれている遺伝情報の総体のことで、私たちの細胞内にある身体の個別的な取り扱い説明書のようなもの）の研究に費やしてきた。私の使命は、この素晴らしく、かつては謎だったゲノムがどのように機能し、外界の環境と相互に作用するのかを解明し、その力を活用して人々の健康や長寿に貢献できるようにすることだ。私が研究を始めてからも、この分野は飛躍的な発展を遂げている。特に過去10年間は、廉価なＤＮＡシークエンシング技術や遺伝子編集ツールが登場したことで、人体を新たな方法で調べ、疾病の治療や予防方法を変えることが可能になった。私たちは医学のまったく新しい時代の入り口に立っている。毎日、ときには数時間ごとに、老化プロセスを遅らせる手がかりを与えてくれる新たな研究結果が発表されている。

中でも、近年、とりわけ興味深い発見が、オートファジーと呼ばれるプロセスである。科学者は数十年にわたってこの生物学的作用を研究してきたが、それまでの研究成果が結実し、このプロセスの全容がはっきりと理解されるようになったのは最近になってからだ。２０１６年には日本人の細胞生物学者、大隅良典氏がその貢献によってノーベル生理学・医学賞を受賞した。オートファジーは「自分で自分を食べること」を意味するが、恐ろしいものではない。これは病気や機能障害を避けるために私たちが生まれつき備えている、身体が自らの部品を再利用・再生する方法のことだ。何十億年もの間、生命体の遺伝暗号に保存されてきたものであり、人類が誕生する前から存在している。誰もが、体内のオートファジーを機能させることができる。この重要なメッセージを広く一般の人に届けるのに、ジェームズ・クレメントほどの適任者はいない。この本には、オートファジーについてあなたが知っておくべき情報とともに、この力を活かして細胞の修復能力をDNAレベルで最大に高める方法が記されている。

私はゲノムに関するジェームズの文章を読んだことがきっかけで、2009年6月、ボストンのハーバード・クラブで初めて彼に会った（私が共同設立した世界初の消費者向け全ゲノム解読企業Knome社を通じて）。その後、ジェームズは自身のゲノムを、私が研究責任者を務めるハーバード・パーソナル・ゲノム・プロジェクト（PGP）に提供してくれた。私は2005年、個人のゲノミクス（ゲノムや遺伝子についての研究）やオーダーメイド医療の研究を可能にするために、ヒトゲノムの公開リポジトリをつくることを目的としてPGPを立ち上げた。私たちは、科学者が人間の遺伝情報を、人間の特性情報や環境による影響と結びつけて研究を行えるようにしたいと考えている。初期の提供者で、全ゲノム配列を解読された世界で12番目の人間でもあるジェームズには、人類生物学への貪欲な学びの姿勢と、健康寿命の限界を押し広げようとすることへの情熱がある。税務専門の弁護士としてキャリアをスタートさせた後、地ビールも醸造するビアパブのオーナー兼経営者を経て、生物医学の研究という天職に出会った。

私はこれまでにも、多様なバックグラウンドと異色の専門知識を持つ革新的で聡明な人々の科学的努力を支援してきた。２０１０年、ジェームズは私のもとを訪れて大胆な質問をした。「もし、人間が遺伝子編集によって、自分の幹細胞の遺伝子の改良を重ねていったら、寿命を延ばすことは可能なのか」。私は、「素晴らしいアイデアだが、どの遺伝子が人を健康的に長生きさせるかがまだよくわかっていないため、実現は難しいだろう」と答えた。ジェームズは数カ月後、別の興味深いアイデアを持って戻ってきた。それは、「１１０歳を超えても健康を保っていた人たち（スーパーセンテナリアン）の全ゲノムから何が学べるのか」だった。私はこのアイデアに引き込まれ、実際にこの調査に協力することになった（最終的には、１０６歳以上の人々を対象にした）。私はジェームズのスーパーセンテナリアン・リサーチ・スタディの科学諮問委員会への最初の参加者となり、彼が他の助言者を募るのを助け、相談に乗り、私が共同設立したベリタス・ジェネティックス社から最新の全ゲノム解読の35件のサンプルを無償提供した。強い探究心に駆られたジェームズは、私と彼の投資家たちを説得し、これらのゲノムを世界中の研究者が無料で利用できるようにした。現在までに、10以上の世界的な機関と協力して、このデータを健康的な加齢に関する価値ある分析のために活用している。このプロジェクトは、ジェームズの非営利組織を通じてさらなる広がりを見せており、私もそれに関わっている。たとえば、健康寿命を大幅に延ばす、病気の根絶、人間の認知能力や心身の健康の向上、人間の健康にとって重要な生物学的機能を高めることを目指す研究がある。

ジェームズは、「幸運な遺伝子の持ち主ではなくても健康で長生きをする方法」を人々に教えるという使命を担っている。私は何年にもわたり、ジェームズにオートファジーをテーマにした本を一般読者や医師向けに書くことを勧めてきた。ジェームズはこの実用書の中で、オートファジーとmTOR《エムトア》（本書の中で詳しく説明される、細胞内で重要な役割を果たすタンパク質）の活性化と抑制のサイクルを繰り返すことで老化を遅らせる（さらにはそれを逆転させる）という、価値ある情報を提供する。これは現在知られている中で最高のアンチエイジングの「スイッチ」だと言える。しかも、このメカニズムはもともとあなたの身体の中に備わっている。この本では、スイッチをいつ、どのようにオン・オフにすべきかを面白く、わかりやすい方法で解説する。これを実現するためのアプローチはとてもシンプルで、実行しやすく、コストもかからない。

私は、人々を病気の苦しみから救い、100歳を過ぎてもなお若々しく健康に暮らせるようにしたいと願っている。そのために、できる限り迅速に研究を進めたい。ジェームズはこの思いを共有してくれる数少ない研究者の1人だ。スーパーセンテナリアン研究を開始してから数年後、60歳になろうとしていたジェームズから、「しばらくプロジェクトから離れ、大学院の博士課程に進学して科学者としての知見を深めるべきかどうか悩んでいる」と相談された。私は、「君はすでに多くの大学院生がうらやむようなプロジェクトに取り組んでいるのだし、誰にも負けないくらいの大量の科学論文を日々読んでいる。博士号を取ったからといって優れた科学者になれるわけではない。優れた科学者になりたければ、論文審査を受けた科学論文を数多く発表することだ」と答えた。彼はこのアドバイスに従って研究を続け、その後はアンチエイジング研究の他分野にもその対象を広げ、さらに多くの科学論文を共同執筆し、優れた科学者になるだろうという私の予想を裏づけてくれた。

本書は、複雑な生物学をわかりやすく、魅力的な形で説明する。あなたはこれから、自分自身の身体のメカニズムについてさまざまなことを学ぶことになる。ぜひジェームズや私と同じように、生物学の面白さを心から楽しんでほしい。オートファジーは人間の健康の重要な鍵を握っている。その力をうまく活用すればするほど、私たちは健康的で幸福な人生を送れるようになるだろう。

ジョージ・M・チャーチ（ハーバード大学医学部遺伝学教授）

はじめに

スイッチ

人生の悲劇とは、
年をとるのは
早すぎ、
賢くなるのは
遅すぎることだ。
―― ベンジャミン・フランクリン

数年前、医学の分野で密かにブレークスルーが起こった。それは科学の世界では広く知られるようになったが、一般社会ではまだあまり話題になっていない。

あなたが考える、健康で長生きするための「秘訣」とは何だろうか。「血糖値のバランスを保つ」「適正体重を保つ」「運動をする」などが頭に浮かんだのではないだろうか。

確かに、いずれも素晴らしい目標だが、とても大切なポイントを見落としている。これらは、極めて効果的な老化防止プロセスである「オートファジー」を誘発する手段にすぎないということだ。オートファジーとは、細胞内で損傷・老化して有害な影響をもたらす細胞小器官（細胞内でさまざまな働きをしている器官や構造）や粒子、細胞内細菌（病気を引き起こす微生物）を取り除き、再利用する方法のことだ。オートファジーには、免疫系を強化し、がんや心臓病、慢性炎症、変形性関節症、うつ病や認知症などの神経変性疾患の発症リスクを大幅に低下させる効果がある。このプロセスは、細胞内の「ｍＴＯＲ（訳注＊「エムトア」と読む）」と呼ばれるタンパク質の働きが抑制されることで誘発される（訳注＊反対に、ｍＴＯＲが活性化するとオートファジーが抑制される）。本書では、このｍＴＯＲ複合体を「スイッチ」と呼ぶ。

人体は数兆個もの細胞※で構成され、そのほとんどは同じような構造や活動をしている。細胞の構造は人間の体内のほかの細胞だけではなく、地球上のあらゆる動物の細胞と酷似しており、人類進化の源である細菌ともほぼ同じだ。細胞がその生命を健全な状態に保つには、内部でさまざまな化学反応をひたすら実行し続けなければならない。それをしているから、私たちは生きていられる。この化学反応は細胞内の無数の構成要素の間に重要な関係をつくり出し、いくつもの経路でつながっている。

細胞内で起こるこれらの化学反応は、総称して「細胞代謝」と呼ばれる。ｍＴＯＲ複合体による作用も、ほぼすべての細胞で起こるこうした代謝プロセスの一つだ。健康・長寿効果があるとされるさまざまな介入方法はすべて、実質的にこのスイッチを調節する手段にすぎない。本書では、これらの方法がどのようにしてこの重要なスイッチを調節し、定期的にオートファジーを有効にしているのか、その仕組みを詳しく説明していく。

このスイッチは、照明器具の調光器のようなものだと考えてほしい。つまり、つまみを片方の端に向けて回すと光が強まり、逆に回すと弱まる。人類は体内でこの「成長」（ｍＴＯＲが活性化）と「修復」（オートファジー。このプロセスは長期化することもある）の生物学的なスイッチを絶え間なく回したり戻したりできるように進化してきた。

だが現代人は、このスイッチを常に「成長」の方向にひねり、「修復」の方向にはほとんど（あるいはまったく）回さないような生活を送っている。このスイッチが「成長」にあるとき、「細胞のごみ収集車」の働きをする「修復機能」は動きを止め、細胞内の廃棄物（異常タンパク質や病原体、機能不全の細胞小器官）を取り除く能力が低下する。「オートファジー」という単語はギリシャ語で「自分自身を食べること（自食）」を意味する。ほとんどの細胞が備えている強力な自己浄化機能である。

細胞内部の分解システムに触れた論文は数十年前からあったが、その仕組みが解明されたのは最近のことだ。２０１６年には、東京工業大学栄誉教授の大隅良典（分子細胞生物学を専門とする日本人の生物学者）が、体内でのオートファジーのメカニズムを解明した功績によりノーベル生理学・医学賞を受賞した。大隅教授の研究は「21世紀の大発見」と称賛され、医学を新たなパラダイムに導いた。

※ 人体を構成する細胞の平均的な数については、現在でも科学者の間で論争が続いている。30兆から40兆の間だと見なされているが、これには体内や皮膚上に存在する細菌の数は含まれていない。

21世紀のパラドックス

25歳以上の読者に、残念なお知らせがある。あなたは今、医学的に見て「老化」が進んでいる。もちろん、老化は生まれた瞬間から始まっているのだが、ある種の生物学的な変化は、生まれてから25年後にギアが切り替わるように加速する。その後、はっきりとした下り坂を進まなければならない。細胞の働きが変化し、成長ホルモンの分泌は減る（もう身長が伸びたり、靴のサイズが大きくなったりはしない）。新陳代謝のペースも一段落し、脳は完成に近づき、筋肉と骨の量はピークに達する。顔の皺《しわ》に気づき、夜ふかしすると肌つやが悪くなり、高校時代より5キロも体重が重くなり、原因がよくわからないだるさや不眠症などを経験する。だがこれらの兆候が表に出るはるか前から、老化は身体の奥深くで進行している。変化は一夜にして起きたように見えるが、そうではない。

現代は、私たちの健康にとってとても刺激的な時代だ。人体に関する科学的知識の進歩に加えて、分析や診断の技術も急速に発達しているからだ。精度が低く高価な20世紀の分析装置は、21世紀に入ると高精度で安価なものに取って代わられた。私の研究室にも、数十年前には見たこともなかったような機器がたくさんある。

生物学と医学の優れた研究論文の数も、爆発的な勢いで増えている。こうした急激な変化の中、私たちは今、以前に比べてはるかに病気のリスクや寿命をコントロールしやすくなった新時代に突入しようとしている。細胞内の活動に対する科学的な理解も飛躍的に高まっている。しかし、私たちの生活習慣や医療に関する決定に大きく影響するはずのこの新しく重要な情報は、国民の健康政策を担う政府や、私たちを治療する医師にはほとんど知られていないのが現状だ。これから私たちが健康について正しい判断を下していくには、この知識が不可欠だ。一昔前に比べて伝染病や感染症で命を落とす不安は大幅に減ったが、現代は、身体に悪い食べ物のとりすぎや、身体を動かす機会の減少といった問題を抱える人が増えている。その結果、加齢とともに、さまざまな病気にかかるリスクが高まっている。だがそれは、食生活や生活習慣の改善、画期的な薬やサプリメントの使用などによって、かなりの割合で予防可能だ。

２０１９年、権威ある医学雑誌のランセットに、「全世界の死亡者の死因の2割は、単なる不健康な食事である」という驚くべき研究結果が掲載された。[注1] 良質で栄養価の高い食べ物が手に入らないからではなく、砂糖や塩、肉の食べすぎが、心臓病やがん、糖尿病、認知症などの21世紀の主な文明病を引き起こす原因になっているのだ。毎年１１００万人が、健康的な食事をしていないという理由で地球上から姿を消している。不健康な食事によって命を落とす人は、喫煙や高血圧が原因で死ぬ人よりも多い。この研究では、年齢や性別、居住国、社会経済的地位なども考慮に入れていたが、人々はこれらの要因とは関係なく不健康な食習慣の影響を受けていた。つまり今日の世界では、慢性病の主な原因は食事である。現代人の多くは食べ物に困ってはいない。にもかかわらず、不適切な食事によって病気になっている。これはとても残念なことだ。

この研究は、ノースカロライナ大学公衆衛生大学院が実施した、代謝が正常な米国人の割合の調査後に行われた。(注2) 代謝が正常な状態とは、「血糖、トリグリセリド（中性脂肪）、HDL（善玉コレステロール）、血圧、胴囲の五つのパラメーターで、薬の助けを借りずに基準値レベルを維持していること」と定義されている。2009〜2016年に米国の8721人を対象に実施された米国国民健康栄養調査のデータを精査し、慢性疾患のリスクを調べた結果、最適な代謝状態にあるのは米国人のわずか12・2パーセント、つまり8人のうち1人しかいないことがわかった。この結果も、私たちが自分で食事をコントロールできる状況にあることを考えると残念である。

私たちを死に追いやっているのは不適切な食事だけではない。量も問題だ。今日の食品業界は、消費者に過剰な量をとらせようとしている。その結果、多くの人は食べすぎていながら栄養不足になっている。これは現代のパラドックスだ。

現代人は以前よりもはるかに健康的な食事を楽しめるようになった。栄養価の高い自然食品が豊富にそろっているほか、農業や流通の進歩のおかげで新鮮な果物や野菜が季節を問わず手に入るようになった。だがその一方で、不健康な食事は増え、カロリーも危険なほど高くなっている。以前、あるレストランで、シロップ（高糖度コーンシロップを使ったもの）がたっぷりかかり、ベーコンが添えられた大きなバターミルク・パンケーキを注文し、そのあとでチーズピザを頼んだ人を見かけたことがある。私の目には、皿に載っているのは糖尿病で、デザートは心臓病に見えた。私たちはもっとまともな食事をすべきだ。

食事に関する情報が混乱し、減量や健康増進を望む人々の間に大きな不安を引き起こしていることも、この問題に拍車をかけている。それは「低糖質（ローカーボ）か低脂肪（ローファット）か」や「菜食主義か肉食か」といった議論に目を向ければすぐにわかる。メディアには矛盾した情報があふれ、食品メーカーの宣伝の内容も疑わしい。現代では栄養に関する話題は、極めて対立的で政治的なものになってしまった。

食べ物は「不安や病気の源」ではなく、「喜びや栄養の源」と誰もが思っている。そのため、私たちは食べ物と病気になるリスクとの関係についてはあまり考えない。たとえば喫煙が肺がんの原因であることはよく知られているが、清涼飲料水やベーグル、チーズバーガーのとりすぎと、アルツハイマー病や心臓病、大腸がんになるリスクとの関連性はほとんど意識されていない。

現代の加工食品産業による誤解を招くマーケティングが、人々をますます病気に向かわせている。だが、良い知らせがある。私たちはそれを変えることができる。

私がこの分野にのめり込んだ理由

私は1960年代から1970年代にかけて、典型的な中西部の科学オタクとして育った（宇宙科学や脳科学が好きだった）。大学では政治学と心理学を専攻した（神経生理学も集中的に学んだ）。2年生のときには神経生理学者のプロジェクトに参加し、共著者として執筆した論文がサイエンス誌に掲載されたこともある。卒業後はミズーリ州の上院議長代行のもとで1年間働き、その後、カリフォルニア大学サンフランシスコ校へイスティングス法科大学院に進学した。最終学年時、ベストセラーの *Life Extension: A Scientific Practical Approach*（ダーク・ピアソン、サンディ・ショウ著）を読み、深い感銘を受けた。当時、法学部の学生だった現在の妻からは、キャリアを変えて分子生物学者に転身するよう勧められた。だがその後20年間、その夢を心の奥底に秘めたまま過ごした。法律関連業務に従事し、さまざまな事業を立ち上げ、運営した（ニューヨーク州イサカのコーネル大学のキャンパス近くにある有名な地ビールの店もその一つだ）。その後、再び生物学の研究をするという若き日の夢を追い求め始めた。

2000年代前半には、誕生まもないライフエクステンション（寿命延長）運動に関わるようになった。長寿実現を目指すいくつかの団体にボランティアとして参加した後、テクノロジーを活用して人間の生物学的限界を乗り越えることを目的とする組織「世界トランスヒューマニスト協会」の運営に携わった。また、親友のダン・ストイチェスクとh+マガジンを立ち上げ、作家・編集者のR・U・シリアスを編集者として同誌を数年間運営した（ストイチェスクは医薬品化学の博士号を持ち、自らの遺伝暗号の完全な解析に35万ドルという高額な料金を払った世界で2番目の人間だ）。ストイチェスクの励ましと支えもあり、私は2008年と2009年の大半を、バイオテクノロジーや医学のカンファレンスへの出席、幹細胞研究やクローニング、遺伝子治療に携わる人々の研究室への訪問、健康と長寿に関連するさまざまな分野の科学論文を読み漁ることに費やすなど、このテーマに完全にのめり込んでいた。

2009年11月、私はシンギュラリティ大学で開催された「第1回エグゼクティブ・プログラム」に出席した。シンギュラリティ大学はピーター・ディアマンディスとレイ・カーツワイルが設立したシリコンバレーを拠点とする未来志向のビジネス・インキュベーターで、エクスポネンシャル・テクノロジーと呼ばれる技術を使って世界の問題を解決することを目指している。エクスポネンシャル・テクノロジーとは、主要産業や人々の生活を飛躍的に進歩させ、劇的な変化をもたらすことが期待されるテクノロジーのことで、人工知能（AI）や拡張・仮想現実、ビッグデータ、医学、ロボット工学、自動運転車などが挙げられる。ディアマンディスとカーツワイルは学生たちに、どのようなプロジェクトを選択するにせよ、それによって10億人の役に立つことを目指すようにとアドバイスしていた。私はそのとき、自分の残りの人生を世界中の人々の健康寿命を延ばすことに捧げようと決意した。

2010年前半、私は106歳以上の高齢者が、がんや心臓病、神経変性疾患などの生命に関わる病気をどのように避けてきたかを調べるために、「スーパーセンテナリアン・リサーチ・スタディ」（超長寿者に関する調査研究）を立ち上げた。また、ハーバード大学医学大学院のジョージ・チャーチやリバプール大学のジョアン・ペドロ・デ・マガリャンイスなどの一流の科学者の支援も得た（彼らは現在も私の非営利の医学研究機関の科学顧問を務めている）。その後の数年間、同僚と一緒に北米と欧州の各地を訪れ、106歳以上の高齢者から60人分以上の血液サンプルを採取した。

2009年12月以降、私は老化生物学に関する論文を毎日5本から10本読むことを日課にしている。2019年6月の時点で、読み終えた論文の数は1万8000本を超えた。2013年には、食事制限（カロリー制限とタンパク質制限）、断食（間欠的、長期的）、ケトジェニック・ダイエット（超低糖質の食事）の三つの食事法についての科学を深く掘り下げようと決心した。私が知りたかったのは次のことだった。

「これらの食事法が有益な効果をもたらす原因は何か」

「これら三つの食事法が健康と寿命を向上させるメカニズムは似ているのか、それとも異なっているのか」

本書は、これらの疑問に答える。私は論文を500本ほど読み終えた時点で、mTORと呼ばれる細胞内複合体と、mTORの働きを抑制することで活性化されるオートファジーが健康と長生きの鍵を握っているかもしれないと気づいた。そして、カロリー制限や間欠的断食、超低糖質の食事が寿命を延ばすのに極めて有効なのは、それらの食事法にこの代謝のスイッチの方向を変える作用があるからではないかという仮説を立てた。この仮説に穴がないかを探るため、さらに500本の論文を読んだのちの2013年12月、師事しているハーバード大学医学大学院遺伝学教授ジョージ・チャーチと同大学の著名な教授で友人のデイヴィッド・シンクレアにこの仮説を説明した。2人とも私が大きな発見をしつつあることに同意してくれ、できる限りそのまま研究を続けるようにと励ましてくれた。デイビッドは私に、この知識を他の科学者や医学専門家、世間一般に広めるために、本書を書くことを勧めてくれた1人でもある。その間にも、mTORとオートファジーに関する文献は爆発的に増え続けた。私はこのテーマの研究に没頭する一方で、自らも徹底した寿命延長法の実践を続けている（ちなみに、私は「ハーバード・パーソナル・ゲノム・プロジェクト」に参加しており、参加者番号145、PGP IDはhu82E689だ。興味がある人は、私のゲノム、突然変異、健康に関するあらゆるデータをネット（https://my.pgp-hms.org/profile/hu82E689）からダウンロードできる。私の自慢は、2010年前半に世界で12番目にゲノム配列をすべて解読された人間になったことだ）。

私は現在、健康寿命の延長と疾患リスクの低減に取り組む非営利（「501（c）（3）」カテゴリー）の医学研究機関「ベターヒューマンズ」（https://betterhumans.org）を運営している。また、治験審査委員会で承認された複数の臨床試験の研究責任者を務め、アンチエイジングに関する幅広い実験や基礎研究を行う自らの研究所も運営している。人生を寿命延長の研究に捧げると決心して以来、ハーバード大学やエール大学、スクリプス研究所、UCLA、ニューサウスウェールズ大学、マウントサイナイ病院、プリンストン大学、テキサス大学サウスウェスタン医療センターなどの有名研究機関に所属する世界トップクラスの科学者との共同研究に関わり、そのプロジェクト数も飛躍的に増えた。

私は現在の医学の進歩が革命的な長寿（100歳を超えても健康に生活できる）をもたらすと信じている。それを一刻も早く実現させ、私の両親（80代後半）や高齢の友人たち、私が出会った活力に満ちた素晴らしい100歳以上（センテナリアン）や110歳以上（スーパーセンテナリアン）の人々がさらに長生きし、真に健康的（30代と同程度）な人生を送れるようにする手助けをしたい。それによって間違いなく社会を変えられると確信している。一部の人とは違い、未来の社会がディストピア的、マルサス主義的な暗いものになるとはまったく考えていない。

若い世代にも本書を読んでもらいたい。30代や40代の人の中には、認知症やがん、心臓病の初期段階にありながら、本人や担当医が実際に病気に気づくまでに数年、場合によっては数十年もかかることがある。気づいたときには手遅れというケースもあるだろう。だからできるだけ早く、健康に意識を向けるべきだ。健康的なライフスタイルを身につけて日々を過ごせば、70代や80代以上になっても50代のような感覚のままで生活できる。以前は、長寿に生活習慣が影響する割合は65パーセントから75パーセントで、残りは遺伝的な要因で決まると考えられていた。しかし最近の研究では、生活習慣の割合は90パーセント以上となっている。(注3) 110歳以上生きるスーパーセンテナリアンの遺伝子を受け継いでいないほとんどの人にとって、これはとても良い知らせだ。自制心を持って目指せば、健康的に長生きできるのである。

今日、米国人のうち平均寿命の82歳に達するのは5割未満であり、そのうちの3分の2はがんや心臓病で亡くなっている。82歳を過ぎた「幸運な半分」の人々の多くも、サルコペニア（加齢や病気による筋肉量や筋力の低下）や骨粗しょう症（骨密度の低下）、高血圧症、認知症、パーキンソン病、アルツハイマー病などに苦しんでいる。だが、このような病気は避けられる。世界を見渡すと、がんや心臓病、アルツハイマー病は、人々が「原始的」な暮らしをしている地域では、ごくまれにしか見られない。近代化した国々の中にも、少ないながらもそのような地域がある。こうした「長寿のオアシス」では、米国に比べて3倍もの人々が100歳になり、はるかに長く良好な記憶力と健康を保っている。私の使命はこの格差を是正し、「文明病」に苦しむ人々の健康と長寿を取り戻すことだ。

本書のテーマは、私たちの体内で日常的に機能しているべきなのに、おそらくは何年も眠ったままになっているプロセスである「オートファジー」の力を目覚めさせ、それを活用して、スーパーセンテナリアンの遺伝子を持たない多くの人の寿命を延ばすことだ。現在、世界各地でオートファジーに関する臨床試験がいくつも行われている。本書では、このスイッチを再びオンに戻す方法を紹介していく。

本書の内容

本書の冒頭には、1970年にはるか彼方のイースター島で、この重要な細胞のスイッチを発見する最初の手がかりを見つけたカナダのマギル大学の調査隊が登場する。酵母や線虫、ショウジョウバエの科学的研究を通じて、カロリー制限や間欠的断食、運動が健康と長寿をもたらす理由として、オートファジーの重要性を明らかにしたことも紹介する。遺伝子操作されたマウスや稀少な変異遺伝子を持つ人が、同じ細胞内浄化のスイッチによってがんや心臓病、糖尿病、神経疾患から守られているメカニズムについても見ていく。

また、これらの貴重なデータに現在の栄養学が追いついていない理由、金と政治の力によって健康効果の薄い食事が推奨され続ける仕組みについても説明する（「旧石器時代式※」と呼ばれる人気のダイエット法や菜食主義の食事に欠陥がある理由も述べる）。各章では、ぜひとも知っておくべきオートファジーの特色を読者に案内していきたい。

最終章では、本書で紹介した内容を実践するための具体的な方法を解説する。オートファジーには活性化させるべきではない時期がある。その理由も説明する。そこで紹介する戦略はすべて、人や動物が自然の中で暮らすときに、本来起こっていたはずのことをシンプルに模倣している。

現代では、農業や食品保存の技術が進歩したことで、食生活における利便性は高まったが、半面、それらは老化を早める原因にもなっている。砂糖（や異性化糖＝ブドウ糖と果糖を主成分とする液状糖）、単純糖質、穀物飼育された畜肉（悪玉の脂質が豊富）、大量の乳製品（スイッチを「オートファジー」とは逆の「成長方向」に保持するタンパク質を含む）などの非常に消化の早い食べ物がいくらでも手に入るようになったからだ。

現代人の食事には食物繊維が著しく不足しており、消化器系や、腸内細菌叢《そう》と呼ばれる腸内の微生物の健康に悪影響が生じている。腸の役割はあまりクローズアップされないが、代謝障害や病気になるリスクと非常に密接な関係がある。本書の目的は、この老化の加速を逆転させ、再び、自然な食事や運動を取り戻すことだ。それによって、「スイッチ」（mTORとオートファジー）のバランスを保てるようになり、数世紀前にはまれだったが現在では広く蔓延している加齢に伴う疾患の予防が可能となる。

mTORやオートファジーはまだ新しい研究分野で、細胞活動への刺激や最適化に関するものを含め、これから明らかにすべきことがたくさんある。本書は、これまでの研究結果に基づく知見を土台に、栄養の知識や、薬剤、ビタミン、サプリメント、生活習慣などについてのア

※「旧石器時代ダイエットとは、260万年前の旧石器時代から約1万2000年前の農耕文化の黎明期にかけて、人類が進化の過程で食べてきた物を模倣することをコンセプトとする食事方法だ。一般的には「パレオダイエット」と呼ばれることが多く、本書でも以降はそう呼ぶ。

ドバイスのほか、あっと驚くような情報も提供する。たとえば、ある毒素が身体に良いとされ、ある種類のナッツがほかよりも特別な効果をもたらすことや、現在大流行中のパレオダイエットや狩猟採集民ダイエットに、高血糖や体重増加、骨量減少、腎臓障害、がん細胞の増殖といったリスクを生じさせるおそれがあることは、まったくと言っていいほど知られていない。

私はこの分野の多くの研究者と同様、このスイッチを制御するメカニズムが現代医学における最も重要な発見の一つだと確信している。この知識を日々の生活に応用すれば、身体の衰えや生活習慣病の影響をできる限り受けずに年齢を重ねられるようになる。つまり、「死亡率曲線を平行に」※できるわけだ。

今は認知度が低いこのプロセスにスポットライトが当たれば、医師はこの知識を患者に説明し、治療や患者指導に活かせるようになるだろう。この狭い研究領域への関心が高まれば、多くの科学者が自らの研究によってこの生物学的プロセスの仕組みを解明しようとするだろう。それによって、民間や国によるこの分野への研究資金の出資がさらに促されることも期待している。

※「死亡率曲線を平行に」とは、加齢によって健康状態を損なうことなく、病気にかかりにくく、死の直前まで健康が続くことを意味する。スーパーセンテナリアンと呼ばれる110歳以上の超長寿者の多くが、このような形で死を迎えている。

第１章 イースター島と移植患者

スイッチの概念が初めて私の頭に浮かんだのは、「カロリー制限がマウスのがんを予防する」というテーマのカリフォルニア大学リバーサイド校のスティーブン・スピンドラー教授が書いた論文を読んでいたときだった。(注１) それは２０１３年で、私は「両親が糖尿病や心臓病、認知症といった現代病に苦しむことなく１００歳以上長生きできるようになるためにはどうすればいいか」という考えに少しばかり取りつかれていた。すでに、カロリー制限や断食、ケトン体生成、長寿に関する論文を５００本は読んでいた。大量の論文は、「精製・加工食品（特に砂糖や脂質、塩分の多いもの）を避ける」「身体を動かす」「よく眠る」「タバコを吸わない」「お酒を飲みすぎない」といった私たちがよく耳にする健康に関するアドバイスの正しさを裏づけていた。その一方で、私はこれらの科学文献の中に埋もれている、それまで聞いたこともなかったが、説得力のあるデータにもたくさん出会った。たとえば、ある種類のナッツは他の種類より健康

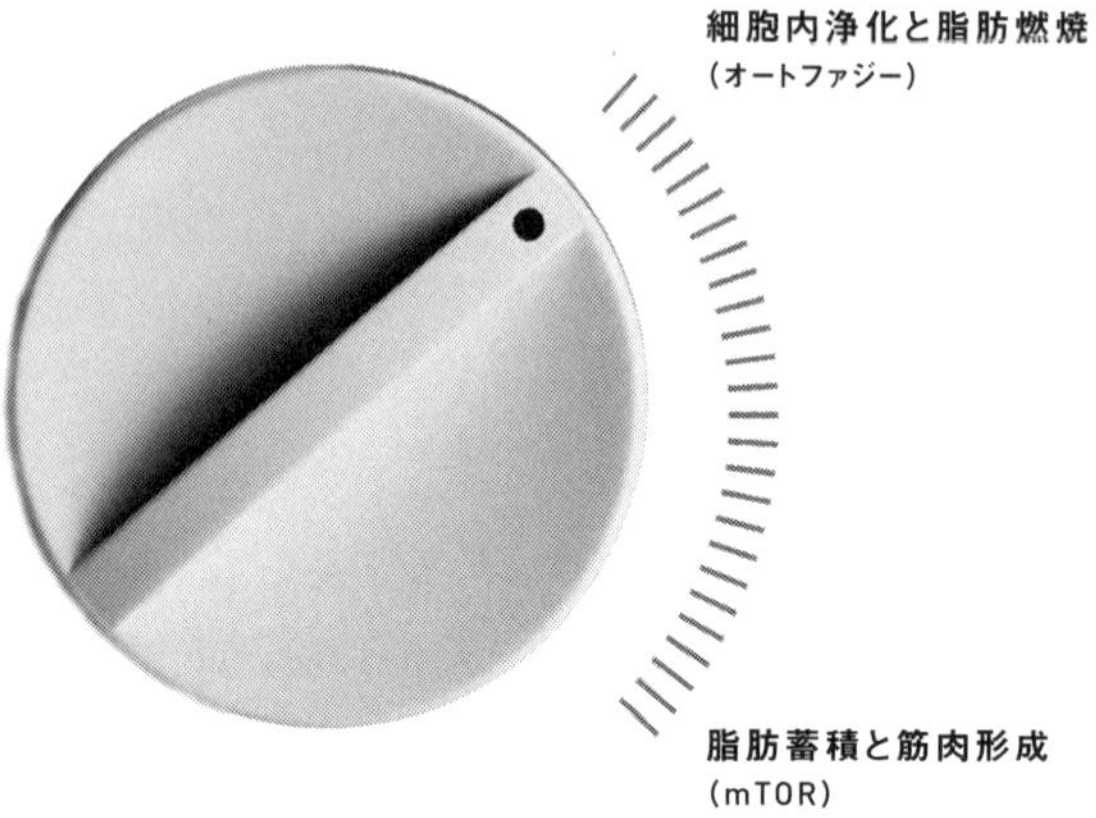

効果が高い、タンパク質のとりすぎは害になる可能性がある（また、ある種の動物性タンパク質は他のものよりもはるかに身体に良くない）、食事を複数回に分けて一日中とり続けるのは健康に良くない、ビタミンEなどのビタミンにはがんの発症リスクを高める可能性がある、たまに葉巻を吸うことは長生きに役立つかもしれない、などだ。

私は、身体の働きと若さを保つ秘訣を細胞レベルから深く理解したいと思った。そしてある日、ついにそのアイデアが頭に浮かんだ。これまで自分が個人的に探究してきたことや、読み漁ってきた大量の論文はすべて、はっきりと「スイッチ」の存在を指し示していた。このスイッチは専門的には「mechanistic Target Of Rapamycin」（ラパマイシン機構的標的タンパク質）と呼ばれ、「ｍＴＯＲ」（エムトア）と略されるタンパク質複合体のことだ（以前、「m」は「mammalian」＝哺乳類とされていた）。本書の冒頭でも簡単に述べたように、mTORはほぼすべての細胞（血液細胞以外）が持つスイッチだ。そのスイッチは、次のように作動する。mTORの働きが抑制されると「細胞の自己浄化モード」であるオートファジーが起動し、脂肪を燃焼させるだけではなく、細胞内に生じた有毒物質や増殖しようとしているがん細胞を除去する。逆に、mTORが活性化すると、「細胞の成長モード」に入る。このモードでは、タンパク質の生産、エネルギー（グルコースと脂肪）の蓄積、細胞の形成などが促進される（確かに人間には、脂肪を蓄え、タンパク質や細胞の生産を増やすべき時期もある。だがそのために、細胞修復や自己浄化のプロセスを抑制し続けるべきではない。詳しくは第9章で説明する）。この「成長モード」（同化プロセス）の状態が極端に長くなると、病気にかかりやすくなる。そして現代の私たちの生活習慣は、まさにそれに当てはまる。

前述のように、mTORの「R」は微生物によってつくられる化合物「ラパマイシン」(rapamycin)を表している。mTORのことを十分に理解し、この「細胞のスイッチ」という概念を広い視野で捉えるために、少し時間をさかのぼって説明しよう。この謎を解くための物語は、電子顕微鏡から始まる。

見えないものを見る

20世紀初頭の電子顕微鏡の普及は、医学にさまざまなパラダイムシフトを起こす引き金になった。それを可能にしたのは、磁界型電子レンズの出現だ。磁界を利用したレンズを使い、波長が光波の10万分の1にもなる電子ビームを対象物に当てることで、倍率を最大1000万倍に拡大できる。これによって、細菌やウイルス、細胞の微細な部分など、通常の顕微鏡では見えないものを捉えられる。1955年、ベルギーのルーヴァン・カトリック大学のクリスチャン・ド・デューブと、バーモント大学医学部のアレックス・ノヴィコフが、電子顕微鏡を使って細胞内に膜のような小器官があるのを発見した。デューブは細胞内の成分を隔離・消化する働きをするこの細胞小器官を「リソソーム」（意味は、「何かを分解する」）と名づけ、その消化特性を明らかにしたことで、1974年にノーベル医学生理学賞を受賞した。

1961年、ニューヨーク、ロックフェラー研究所の電子顕微鏡の先駆者キース・ポーターは助手のトーマス・アシュフォードとともに、電子顕微鏡を用いてラットの肝細胞を観察した。このラットの肝細胞にはグルカゴンが豊富に含まれていた。グルカゴンは膵臓《すいぞう》で産生されるホルモンで、肝臓に蓄えられたグルコースを血液に放出させる働きをする。ポーターとアシュフォードはオートファジーを初めて観察した科学者とされているが、オートファジーがはっきりと理解されたのはその数十年後のことだった。

グルカゴンとインスリン

グルカゴンは、膵臓の細胞群ランゲルハンス島のアルファ細胞でつくられるホルモンだ。グルカゴンの分泌はタンパク質の摂取、低血糖、運動によって促進され、糖質の摂取により抑制される。

インスリンは、食べた物（特に糖質）に反応してランゲルハンス島のベータ細胞によって産生される。その役割は、血糖値を低下させ、脂肪、筋肉、肝臓などの身体組織のグルコース貯蔵を促すことだ。

インスリンの働きを「陽」とすると、グルカゴンは「陰」の働きをする。グルカゴンはインスリンの作用とは正反対に、グリコーゲン（グルコースが肝臓、筋肉、脂肪細胞に蓄えられるときの形態）の分解や、糖新生（肝臓でアミノ酸とグリセロールからグルコースをつくる）を促し、血中のグルコース濃度を上昇させる。グルカゴンの主要な役割は、空腹時や運動時に血糖値を保つことだ。

十分な量のグルコースが血中に送り込まれると、インスリン（グルカゴンと同じく膵臓から分泌されるホルモン）がそのことを細胞に知らせ、グルコースを取り込み、燃料にするよう働きかける。燃料を燃やすのは細胞内のミトコンドリアだ（後述のように、ミトコンドリアはエネルギー産生の重要な細胞内小器官である）。インスリンとグルカゴンは密接に結びついているが、基本的には正反対の働きをする。すなわち、血糖値の高さによってどちらが分泌されるかが決まる。血糖値が低いとグルコースの産生を促すためにグルカゴンが放出され、高いとインスリンが放出される。

ポーターとアッシュフォードは電子顕微鏡の助けを借りて、劣化や分解などさまざまな段階にある細胞内の膜を観察した。また当時、この同じプロセスによってグルカゴンがタンパク質を分解するとの研究報告があり、それにも注目した。翌年、ドイツの科学者たちは、細胞が損傷または飢餓状態にあるとき、細胞内の小器官を分解する特殊な膜構造があることを報告した。デューブはその論文を読んだ後、膜を形成し、物質を隔離し、分解するプロセスを説明するために「オートファジー」という用語をつくり出した。

その約10年後、絶海の孤島での偶然の発見が、オートファジーをオフにするｍＴＯＲのメカニズムの解明につながった。

スイッチの発見

イースター島（チリ領）は南太平洋に浮かぶ小さな火山島だ。西暦1000年くらいからポリネシア人が定住し、先住民はこの島を「ラパ・ヌイ」（「輝く偉大な島」という意味）と呼んでいた。南米の海岸からは3000キロ以上、最も近いポリネシアのピトケアン島（1789年、南太平洋を航行中の英国軍艦バウンティ号で暴動が起き、反逆者が住みついたことで有名）からも約2000キロ離れている。住民はかつて1万5000人いたとされるが、1722年の復活祭（イースター）の日にオランダ人探検家のヤーコプ・ロッヘフェーンによって島が発見されたときには、すでに数千人しかいなかった。発見日にちなみ、ロッヘフェーンにイースター島と名づけられたこの島は、13～16世紀の間に住民によってつくられた約900体のモアイ像などの遺跡で知られており、それらを含むラパ・ヌイ国立公園は世界遺産に登録されている。

1972年、カナダ、マギル大学の研究チームは、イースター島の土壌サンプルを持ち帰り、そこからストレプトミセス・ハイグロスコピクスという微生物を発見した。この微生物は、競合する菌類の増殖を止め、自身ができるだけ多くの栄養素を吸収できるようにするため、有機化合物を産生する。研究者たちはその化合物を、島の呼称（ラパ・ヌイ）にちなんでラパマイシンと命名した。ラパマイシンには、抗生物質のような強力な抗菌、抗真菌、免疫抑制効果が

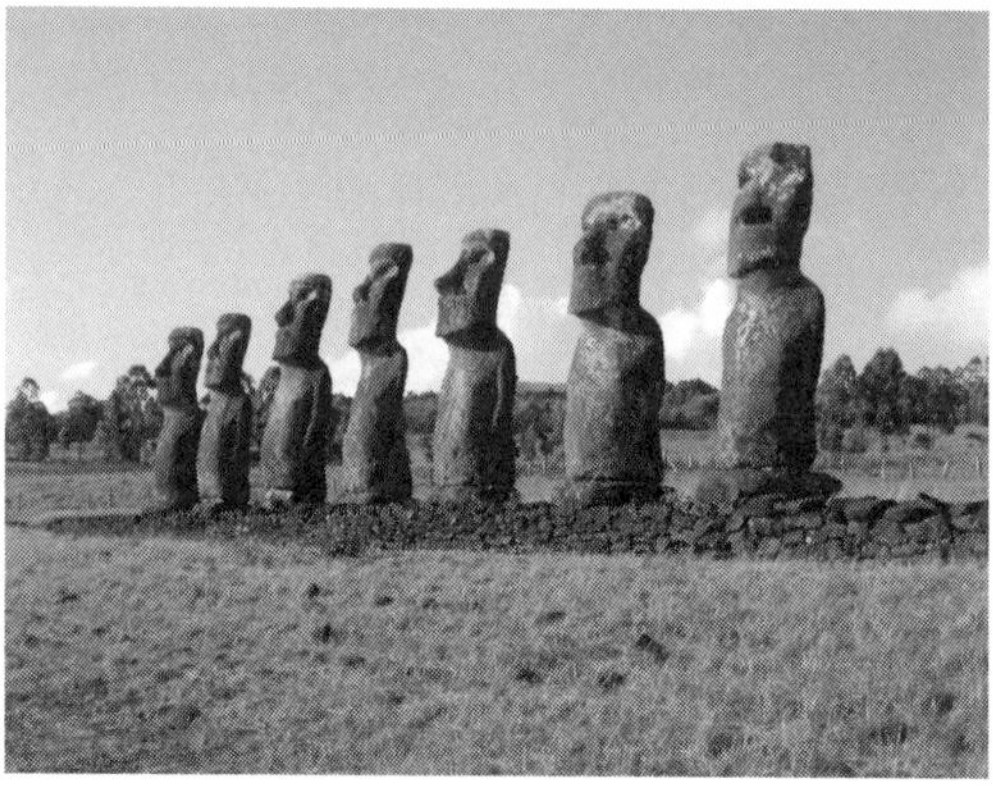

モアイ像の遺跡で有名なイースター島
（出典）Ian Sewell via Wikimedia Commons

認められた。その後、カナダ・モントリオールのエアスト・ラボラトリーズのスレン・セーガルは、ラパマイシンの単離（訳注＊特定の成分だけを抽出すること）に成功した。セーガルは、ラパマイシンに腫瘍の抑制作用があることを見つけ、米国立がん研究所（NCI）にサンプルを送った。[注2]ラパマイシンはがん細胞株の増殖抑制に極めて優れていたため、NCIはこの化合物を使った薬の開発を優先的に進めた。

1980年代初め、複数の研究機関がラパマイシンの研究を開始し、その後の10年間で、酵母、ショウジョウバエ、線虫、菌類、植物、そして哺乳類の細胞増殖に対する阻害効果を報告する科学論文が次々と発表された（ジョンズホプキンス大学医学部およびニューヨークのメモリアル・スローン・ケタリングがんセンターのデビッド・サバティーニらの研究によって、哺乳類バージョンのTORが発見されたのは、1994

年になってからだった）。(注3) これらのどの有機体においても、この阻害機構には「ラパマイシン標的」（ＴＯＲ＝target of rapamycin）と総称される標的タンパク質への結合が関連している。簡単に言うと、ラパマイシンは鍵穴に鍵がぴったり適合するように標的のタンパク質に結合し、それによってそのタンパク質の活動を抑制する（この標的タンパク質について、本書ではこれ以降、より正確な用語である「ｍＴＯＲ」を用いる）。

ラパマイシンの発見は、ｍＴＯＲの発見につながった。科学者はそれによって、ｍＴＯＲの活性化・抑制をもたらす生物学的経路と、その結果として生じる効果の研究に取り組めるようになった。その過程で、ｍＴＯＲが活性化されるとオートファジーが抑制され、ｍＴＯＲが抑制されるとオートファジーが活性化することもわかった。つまり細胞が同化（成長）段階にあるか、異化（浄化）段階にあるかをｍＴＯＲがコントロールしていると言える。ｍＴＯＲが細胞に栄養状態などの情報を伝達する指令塔と考えるとわかりやすい。この仕組みが生命20億年の進化の中で維持されてきたのには理由がある。これは細胞の成長と代謝の主要な調節装置であり、生命が細胞内でどのように営まれているかを解明するための鍵である。これが「スイッチ」の本質だ。

現在、ラパマイシンは臓器移植患者の拒絶反応防止に使用されているだけでなく、抗老化や抗がん剤開発の分野でも大きな注目を集めている。なぜなら、ラパマイシンが実験室でテストされたさまざまな生物の寿命を延ばしたからだ。糖尿病や心臓病、神経変性疾患、免疫機能低下のリスク軽減や、老化を遅らせる作用についても研究されている。私自身も、ラパマイシンを長期間（週に1回）服用することで、加齢に伴う疾患防止に効果があるかどうかを確かめるための臨床実験を実行中だ。ラパマイシンが人体にもたらすプラスの作用を調べるために、世界中で多数の研究が行われている。ここでは、特に長寿に関する重要な研究成果を紹介しよう。

ラパマイシンと老化

ラパマイシンが細胞の働きにもたらす効果の発見は、謎から始まった。1990年代、テキサス大学健康科学センター・サム・アンド・アン・バーショップ長寿老化研究所の薬理学者ゼルトン・デイブ・シャープは、成長ホルモン分泌不全性低身長症と呼ばれる病気のマウスを研究していた。これらのマウスは脳下垂体に異常があるため、正常な発育に必要な成長ホルモンを産生できない。(注4) そのため身体は大きくならなかったが、その欠点を補う優れた点があった。健常なマウスよりもずっと長生きしたのだ。身体の成長を止める原因となった遺伝的エラーと、寿命が延びたことにどんな関係があるのだろうか。

1996年、スイス、バーゼル大学バイオセンターの分子生物学者マイケル・ホールらのチームは、ラパマイシンが標的とするタンパク質が酵母の増殖をコントロールしていることを発見した。(注5) ラパマイシンを使って標的タンパク質の働きを封じると、酵母を飢餓状態にした場合と同じ効果が得られた。この酵母の細胞は通常の細胞より長く生存し、そのサイズは小さかった（ホールはこの研究によって2017年のアルバート・ラスカー基礎医学研究賞を受賞）。ホールの発見に科学的想像力をかき立てられたシャープは、もしmTORが「栄養状態によって反応する仕組み」であるなら、それによって食餌制限と成長因子（細胞の増殖、分化、生存などを促す内因性タンパク質の総称）の抑制との間に何らかの関係が生じて、ラパマイシンを与えられたマウスは長生きするのではないかと考えた。しかし、そこで問題に突き当たった。すなわち、これまで何十年も免疫システムの働きを抑えるために使われてきた薬が、なぜ寿命を延ばすのか。

　それでもシャープは探求を諦めず、最終的にこの難問への答えを実証するデータの確立に大きな貢献をした。2000年代前半のいくつかの研究によって、ラパマイシンがミミズやショウジョウバエの寿命を延ばすことが明らかになった。[注6] 研究はシャープとは別の科学者によるもので、mTORシグナル伝達による反応が低身長症のマウスで抑制（下方制御）されることが示された（「シグナル伝達」とは分子間または細胞間での効果の連鎖や伝達プロセスのこと、「下方制御」とは刺激に対する反応が弱められることを意味する）。その後、シャープと国立老化研究所の老化介入試験プログラムで研究責任者を務めるランディ・ストロング、メイン州バーハーバーのジャクソン研究所のデイビッド・ハリソンによる共同研究が行われた。そこで、哺乳動物の寿命を延ばす可能性がある最初の物質としてラパマイシンが選ばれ、注目を集める研究となった。全米各地の研究機関から10人強の研究者が参加したこのマウスを使った研究の結果は、2009

年に権威ある学術誌ネイチャーに発表された。(注7)

この研究は、以下のように実験の内容が一部変更されたことで、より魅力的なものとなった。実験では、ある研究者グループが実験用のマウスを繁殖させる間、別のグループは実験で使うラパマイシンを準備した。各研究室はジャクソン研究所から供給されたマウスから繁殖させたので、薬を与えたときにあるグループのマウスには効き、別のグループには効かないという可能性を除外できた。当初、この実験はマウスが生後4カ月（若い成体）になったときに開始する手はずだった。しかし、口から摂取したラパマイシンの大部分が腸で吸収される前に胃で破壊されるため、血中濃度を必要なレベルに保とうとすると大量のラパマイシンが必要であり、法外なコストがかかることがわかった。そこで、コスト削減のためにさまざまな方法を模索した。腸でしか分解されないポリマーコーティングでラパマイシンをマイクロカプセル化する方法を思いついたときには、マウスはかなり高齢になっていた。だが研究者は新しいマウス群ではなく、生後20カ月のマウスにラパマイシンを与えたときの変化を調べることにした。人間だと70歳に相当する高齢だ。

ラパマイシンをマウスに与えたところ、寿命がオスで9パーセント、メスで14パーセント延びた。これは、薬によって哺乳類の寿命が延びたことを示す初めての実験となった。それまでは、マウスの寿命延長に成功したのは、カロリー制限や遺伝子操作のみだった。

ラパマイシンがミトコンドリアＤＮＡやタンパク質の産生を妨げている可能性も考えられた

ので、ハリソンたちのチームはその後の実験でマウスにラパマイシンを与え、骨格筋のミトコンドリアを調べた。(注8) 結果は、ミトコンドリアの数に大きな変化は認められず、またトレッドミル(歩行器)を使った持久力の測定でも、ラパマイシンを投与したマウスは、投与されていない対照群のマウスと同等だった。ラパマイシン投与マウスのミトコンドリアが、未投与のマウスと同じように機能したことは朗報だった。

2012年、ハリソンと2009年の実験の研究者グループ(ミシガン大学の実験動物管理使用プログラムの病理学者J・アービー・ウィルキンソンも加わった)は、生後9カ月のマウスに腸溶性コーティングをしたラパマイシンを生後22カ月(前回の実験では、投与群も対照群もマウスが死亡するまで続けた)になるまで投与し、若いマウス(生後4カ月)と比較して老化の状況を調べた。(注9) その結果、ラパマイシン投与マウスでは、肝臓や心臓、関節の機能の衰えをはじめとする加齢に伴う多くの病気の発症が遅くなった。研究者たちは「ラパマイシンは、加齢のさまざまな症状の発現を遅らせると同時に、直接的な抗腫瘍効果を持つかもしれない」と論文に書き、ラパマイシンに抗がん作用がある可能性を示唆した。また、この抗がん効果は、単に加齢の遅れの結果であり、直接的効果ではない可能性も併記した。

生物医学研究の世界では、画期的な実験結果は、他の科学者によって再現される(再現性がある)場合にのみ本当に役に立つ。2009年、ミシガン大学で免疫療法を研究するチョン・チェンらも、ラパマイシンを投与した老齢マウスの寿命が延びることを実験で示した。(注10) 国立老化研究所（ＮＩＡ）の研究で使われたものとは異なる種のマウスに、生後22カ月からラパマイシンを隔日で６週間投与したところ、その後30週間にわたって、プラセボ（偽薬）を投与した対照群よりも生存率が有意に上昇した。また老齢マウスの幹細胞の機能が向上し、インフルエンザワクチンの効果が強化されることも示された。この作用によって高齢マウスは致命的な感染から守られた。

ＮＩＡの研究グループが前回の３倍量のラパマイシンを使って実験を繰り返すと、平均寿命はオスで23パーセント、メスで26パーセント延びた。(注11) 相当に大きな伸び率だ。

研究者たちは現在、他の動物を対象にしたラパマイシンによる寿命延長効果の研究を進めている。たとえばワシントン大学健康加齢・長寿研究所とテキサスＡ＆Ｍ大学獣医薬理学部の共同研究では、イヌを対象にしたラパマイシンの投与効果を研究している。(注12) 健康寿命の延長効果はまだはっきりと確認されていないが、ラパマイシンを投与して10週間後に心臓機能の改善が見られるなどの興味深い結果がすでに報告されている。犬の老化実験プロジェクトの責任者であるテキサスＡ＆Ｍ大学のケイト・クリーヴィー(注13)は、動物の長寿効果の研究を続けるために、ラパマイシンの臨床試験を行い、動物用医薬品としての認可を国に求めたいと考えている。このような研究によって、ラパマイシンが動物だけでなく人間にも役立つことが明らかになるだろう。イヌは遺伝的な多様性が高く、他の実験動物よりもはるかに優れた代用動物になりうる。

ニューヨーク州バッファローのロズウェルパーク総合がんセンターの科学者で、長寿研究とがん予防を専門とするミハイル・ブラゴスクロニーも忘れてはならない。彼は、ラパマイシンとｍＴＯＲの重要性を示す研究で大きく貢献した。２００６年の論文では、老化はｍＴＯＲが過剰に活性化されることで引き起こされる疾患プロセスだ、と初めて主張した。(注14)

しかし、こうした画期的な研究成果の一方で、ラパマイシンが寿命を延ばすために、何に対してどのように機能しているかなどの生物学的なメカニズムは十分に解明されていない。その理由は、ラパマイシンが作用する経路にはさまざまな生化学的プロセスが関わっているからだ。ラパマイシンの標的となるｍＴＯＲは、細胞内の細胞質に存在する大きなタンパク質複合体だ。細胞内で起きていることを敏感に察知して、すぐ隣にある細胞核にどう反応すべきかを伝える。ｍＴＯＲは神経系や筋肉など身体のあらゆる器官の活動に関与しているため、どんなメカニズムで老化に影響を及ぼしているのかを正確に抽出するのは簡単ではない。だが、いずれ解き明かされるだろう。

人間を対象にした臨床試験は時間がかかりすぎるうえ、資金を得るのも簡単ではない。それでも、ラパマイシンが人間にもたらす健康上のメリット（主にさまざまな疾患リスクの低減）を探ろうとする臨床試験は増えており、その数は本書の執筆時点で１３００を超える。研究対象はクローン病やがん、アルツハイマー病などだ。主に移植患者向けの薬としてスタートしたラパマイシンが、大多数の人々を救う可能性を示している。私たちはラパマイシンを使うことで、自分の身体に備わっているが、うまく利用できていないために寿命を縮めてしまっている機能を目覚めさせ、それによってもっと長く、健康で生きられるようになるかもしれない。

ここまでの説明で、ラパマイシンを「若さの源」と感じた読者がいるかもしれない。私たちは、寿命を延ばすためにこの薬を飲むべきなのか。必ずしもそうではない。なぜなら私たちに必要なのは、自分の身体に備わっているオートファジーの力を十分に発揮できるようにすることだからだ。

もし、ラパマイシンがオートファジーを介して成人病のリスクを低下させ、健康を強化するとしたら、私たちはオートファジーがどのようなものであり、どう作用するかを理解しておくべきだ。

第2章 ごみ運搬車とリサイクル工場

肥満は世界中で大きな問題になっている。特に欧米式の食生活が普及している先進国ではそうだ。肥満率は1975年以来およそ3倍になった。肥満はあらゆる先進国のあらゆる年齢層に当てはまり、パンデミックの様相を呈している。しかも、都市部か農村部かを問わない。一般には、この数十年の間に肥満の蔓延を引き起こした大きな原因は都市化だと考えられている。しかし最新の大規模研究は、それとは異なる結果を示している。農村部では都市部よりも急速に人々の体重が増えていて、生活習慣病が広範囲に蔓延する大きな原因となっている。また、がんや心臓病、アルツハイマー病を予防するための研究や薬剤の開発に何兆ドルもの資金が投じられているにもかかわらず、病気の発症リスクは上昇し続けており、それが肥満の増加と関係していると考えられている（アルツハイマー病は医学的にIII型糖尿病と呼ばれることもある）。

私がこれまで読んできたあらゆる文献は、これらの病気が加齢と関係していることを示していた。若いうちにこうした病気にかかる人はほとんどいない。学べば学ぶほどこれらの病気に関する問題は複雑であることもわかってきたが、同時に二つの事実が浮かんできた。一つは、カロリー制限（CR＝calorie restriction）と間欠的断食（IF＝intermittent fasting）が、実験動物の寿命を大幅に延ばし、がんや心臓病にかかりにくくなることが、80年近く前から、研究によって明らかにされていることだ。また神経疾患の治療に広く用いられているケトジェニック・ダイエット（糖質の摂取を極端に控える食事療法）にも、研究件数は少ないものの同様の抗がん・抗心疾患効果が見られることもわかっている。もう一つの事実は、110歳以上（スーパーセンテナリアン）の人々の遺伝子の中に2種類のまれな変異があり、それがさまざまな疾患を予防すると考えられていることだ。この二つの遺伝子（FOXO3とIGF－1）は、前述した食事療法の影響によって生じる血糖とインスリンの変化とも関係している。

私はカロリー制限、間欠的断食、ケトジェニック・ダイエットについてさらに深く理解するために、科学文献を徹底的に調べた。前述のように、興味の対象は、これらの食事療法が身体に作用するメカニズムは同じなのか、それとも違うのかということだった。3カ月以上かけて500本以上の論文を読破する中で、あることに気づいた。寿命延長や病気を予防する遺伝子、治療法、薬剤、ビタミン・サプリメント、ライフスタイルなどに関するこれらの論文には、一つの共通点があった。それはこれらが、細胞内でmTORの働きを抑え、オートファジーの作用を活性化させていることだ。私はこの仮説への裏づけを求めて、さらに3カ月をかけて

mTORとオートファジーに関する論文を600本読んだ。そしてわかったのは、オートファジーを活性化させる有力な方法（唯一ではない）は、インスリンやインスリン様成長因子1（IGF-1）の影響をブロックすることだった。インスリンやIGF-1は、mTORを活性化させ、細胞を「成長」モードにする。

この章では、オートファジーの働きについて詳しく見ていく。細胞はオートファジーによって、欠陥のある細胞小器官や機能不全のタンパク質、病原体などの危険物や不要物を分解する。これは細胞内の自然かつ巧妙に制御された分解メカニズムであり、身体の中で起きている解毒、修復、自己再生の絶えざるプロセスだ。分解された物質の一部は新たにタンパク質をつくるためにリサイクルされ、ミトコンドリアなどの新しい細胞小器官の生成にも用いられる。また、オートファジーが胎児の段階から多彩な役割を果たしていることも明らかになってきている。成長や老化、細胞再生、免疫に影響を及ぼしているため、十分に機能していないと、炎症性疾患やがん、パーキンソン病やアルツハイマー病などの発症リスクが上昇する。

「オートファジー」という用語が生まれたのは半世紀以上前のことで、前述したクリスチャン・ド・デューブが、細胞がその構成要素を分解・再利用するプロセスを説明するためにつくった。しかし、このプロセスの詳細が解明されるようになったのは最近のことだ。シカゴ大学ベンメイがん研究所のがん生物学者ケイ・マクラウドが述べたように、オートファジーが「ありとあらゆる」科学者を引きつけ、研究分野として急速に拡大しているのは間違いない。（注1）誰もがこのゲームに参加したがっている。

オートファジーは非常に複雑で多様なプロセスだが、日常生活で生まれたごみを分解・再生するための「細胞が元来備えているリサイクル装置」と考えるとわかりやすい。オートファジーは、私たちの身体を常に良好な状態にしてくれる。細胞内の欠陥物を取り除き、がんの増殖を止め、代謝を正常に保ち、肥満や糖尿病などを予防する。オートファジーを活性化させれば、身体の中で起きている炎症（後述するが、多くの病気や不調の原因になる）が鎮まり、老化が遅れ、病気の発症リスクが減り、身体の機能が最適化される。

オートファジーの仕組み

生命とは破壊と構築の絶え間ないサイクルである。分子を分解・再編成し、新しい化合物をつくるというごく単純な化学によって、細胞が形成され、成長、維持、複製を繰り返す。こうした活動によって、酵母などの単細胞生物から人間に至るまで、生命は制御されている。だが、この破壊と構築作業の一部が大幅に妨げられると生命のプロセスは機能不全に陥り、最終的には死に至る。

オートファジーは、この破壊のプロセスを最大限に活用する。オートファジーが起こることで、細胞内の不要物は除去またはリサイクルされる。破損、機能不全、ミスフォールド（折りたたみ不全）など、欠陥があると見なされた（「タグづけ」された）細胞内の構成要素が、オートファジーの標的になる。本書の読者は細胞のメカニズムや構成要素の詳細を知る必要はないが、オートファジーの基本的な働きのイメージはつかんでいただきたい。そのため基礎的な説明をしておこう。

オートファジーという現象は、細胞内で段階的に進んでいく。まず、三日月あるいはカップ形をした扁平な二重構造の膜が形成され、膜は成長しながら細胞内の不要物を包み込む。完全に包み込んで球状になったものをオートファゴソームと呼ぶ。テレビゲームでおなじみのパックマンが、細胞の残骸や異物を包み込む様子を想像してほしい。細胞内の残骸や異物を掃除しないと炎症の原因となり、さまざまな病気の引き金になる。細胞の炎症は、糖尿病や心臓病、自己免疫疾患、認知症、がんなど、あらゆる種類の慢性疾患の共通項だ。外傷や感染症と戦うため、小規模な炎症反応が一時的に起きるのは問題ないが、長期にわたる慢性的な炎症は身体を蝕んでいく。慢性炎症を助長するものは、病気を引き起こす可能性がある。そのため、細胞が炎症を起こす前に、その原因となる細胞内のごみを取り除かなければならない。

オートファゴソームはごみ袋やごみ収集車のようなものだ。次に、オートファゴソームは、たくさんの種類の分解酵素を持ったリソソームと呼ばれる球状の器官とくっついて融合する。リソソームは体内にある小さなリサイクル工場と考えていい。ごみ収集車に積み込まれた廃棄物は、ここで廃棄かリサイクルされるかが決められ、リソソームによって分解された成分は細胞質（細胞内の核以外の領域）に放出され、細胞内で再利用される。これらの成分にはヌクレオチド、アミノ酸、遊離脂肪酸、糖などがあり、新しいタンパク質に合成し直されたり、アデノシン三リン酸（ＡＴＰ）という形でエネルギーを産生するため、ミトコンドリア電子伝達鎖と呼ばれる経路で酸化されたりする。ＡＴＰは複雑な構造を持つ分子だが、私たちはこれが生命活動に必要なエネルギー源であることだけを覚えておけばいい。ＡＴＰは筋肉の収縮・弛緩、ニューロンの発火など生存に必要な生化学反応を起こす、いわば細胞のガソリンである。ＡＴＰをつくる能力がなければ、私たちは死んでしまう。

このタンパク質と脂質の再利用プロセスは、飢餓状態に置かれたとき、細胞の生存を助ける。細胞内のミトコンドリアの機能を実際に調節しているのはオートファジーであることが科学的にわかってきている。これはとても重要なポイントだ。なぜなら、ミトコンドリアは人々が考えている以上に「強力な働き」をしているからだ。ミトコンドリアは、ＡＴＰを生み出す細胞小器官で、あらゆる細胞（赤血球を除く）に存在する。細胞内の酸素を使って食物（グルコースなど）の化学エネルギーを細胞が利用できる形のエネルギーに変換し、グルコースからＡＴＰをつくるときには炉のように働き、酸素を「燃焼」（使用）して二酸化炭素と水を放出する。細胞に必要なＡＴＰの大部分を産生するので細胞の発電所とも呼ばれる。ミトコンドリアは独自のＤＮＡを持ち、その起源は古代のプロテオバクテリアという原核生物と考えられている。かつて単細胞生物として生息していたものが、最終的に私たちの体内に住みついた結果、人間

は新しい化学エネルギーの生成能力を得たのである。※
人間の身体には数十兆個の細胞があり、それぞれの細胞に平均１００個のミトコンドリアが存在している。健康なミトコンドリアは私たちの健康と疾病予防の基礎である。ミトコンドリアが損傷し、機能不全になると、老化が加速するほか、自閉スペクトラム症、心臓病、糖尿病、がん、認知症など、さまざまな病気の原因になる。ミトコンドリアの数を増やすには、体内での自然な合成を促すだけでなく、オートファジーによって損傷したミトコンドリアを除去する必要がある。
研究者たちは過去25年間、どんな分子がオートファジー全体のプロセスを制御しているのかを解明しようとしてきた。オートファジーの働きは、非常に多くの方法で実に精緻にコントロールされている。次ページの図は、細胞内の不要物や有毒物質が、除去・リサイクルのためにオートファジーによって回収されている様子を表したものだ。
オートファジーでは、細胞を殺さないように、細胞のどの部分をどの程度「食べる」のだろ

※　ミトコンドリアの起源と進化を説明するには、本が１冊必要になる。41億５０００万年以上前（人類が地球上に出現するはるか前）に出現し、植物を含むさまざまな多細胞生物の体内に多様な形態で存在した。哺乳類が進化し、人類が誕生したときにはすでに、生物が生命維持のために必要なエネルギーを生み出す生理機能の一部となっていた。ミトコンドリアは他の多くの細胞機能にも関係しているが、それらはこの本のテーマとは関係がないので、詳細は割愛する。

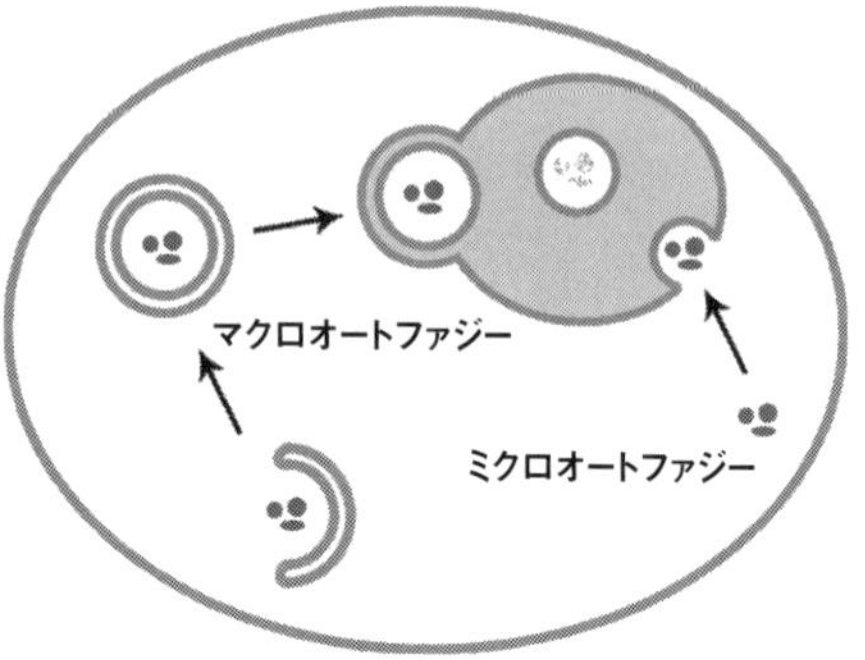

細胞内の不要物や有毒物質が、除去・リサイクルのためにオートファジーによって回収されている様子
（出典）Emma Farmer via Wikimedia Commons

うか。科学者たちは、不要な細胞死を防ぎ、細胞の健康を保つために、自食の度合いと、何を廃棄しどれをリサイクルするかの判断は、巧みに管理されているはずだという仮説を立てている。たとえば、栄養が豊富に手に入るときにはオートファジーの強度を調節するダイヤルは下げられ、飢餓時には上げられる。哺乳類では、オートファジーは飢餓だけでなく、特定のホルモンや成長因子による生物学的刺激や、感染によっても誘発される。オートファジーはさまざまな不要物や有害物を幅広く取り除くほか、細胞の損傷部分や有害な病原体を選別して分解できる。おそらく生命の歴史において、オートファジーは、細胞が飢餓状態に陥ったときに生じる悪影響に対する防御策として進化を続けてきたのだろう。初期の頃は、原始的な免疫防御システムの役割も果たしていたと考えられる。現在では、飢餓と病原体の侵略という二つの脅威から生命を守る役割を担って

いる。

普通の健康状態であれば、細胞が「空腹」でなくても、オートファジーは日常的に発生し、細胞の損傷を防ぐために欠陥のあるタンパク質や細胞小器官を取り除く。しかしストレス下(飢餓、細胞の増殖に必要な成長因子の不足、酸素の欠乏など)では、オートファジーを実行するファゴソーム(小胞体)が増え、細胞内の物質を消化して生きるために必要な栄養素を細胞に送る。オートファジーの期間が長期化し、細胞の生存に不可欠なタンパク質や細胞小器官が分解され続けると、細胞死に至ることもある。そこには当然、バランスが必要であり、それを保つために何がどのように作用しているのか、その複雑な生化学の仕組みの解明が進められている。科学者たちが細胞死とオートファジーの関係に大きな関心を持っているのは、オートファジーが、がんやアルツハイマー病のような神経変性疾患の治療に役立つかもしれないと考えているからだ。オートファジーの魅力は、細胞死をコントロールする能力にある。つまり、オートファジーは健康な細胞を保護し、有害な細胞を除去する能力を持つので、病気の治療に役立つ強力な武器になりうる。(注2)

ゲノムの守護者

オートファジーと病気の治療についての最初の研究結果は、1999年に発表された。コロンビア大学医科大学院のベス・レヴァインらは、細胞のベクリン1（Beclin 1）遺伝子の二つのコピーの一方を欠損させた後に腫瘍が発生することを明らかにした。（注3）ベクリン1は哺乳類のオートファジーに必要な遺伝子である。人間の乳がんや卵巣がんのがん細胞では、40～75パーセントものの割合でこの遺伝子が欠損している。レヴァインらは、人間のがん細胞の中でベクリン1の発現を増やすと、オートファジーが増えることを観察した。この操作された細胞をマウスに注入したところ、腫瘍の発生が減少した。ニュージャージー医科歯科大学のアイリーン・ホワイト（現在はラトガーズ生物医学・健康科学研究所）らによる研究では、オートファジーがDNA損傷を防ぐことがわかった。（注4）実験用マウスのオートファジーを阻害すると、染色体異常が多く観察され、腫瘍の形成が見られた。オートファジーがDNA損傷や染色体異常を抑制することがわかり、科学者たちはオートファジーを「ゲノムの守護者」と呼ぶようになった。

これらの発見に引かれて、世界中の科学者が生理学の幅広い分野でオートファジーを研究するようになった。その結果、オートファジーがどのようなメカニズムで長寿を支え、神経系や免疫系、循環系、代謝全般をはじめとする身体のあらゆる働きに利益をもたらしているかの解明が進んだ。現在、PubMed（米国政府が運営する生命科学と生物医学の論文データベース）には4万件以上ものオートファジー関連の研究論文がある。最新の研究では、免疫・代謝性の疾患の予防とオートファジーの関係に注目が集まっている。その内容は素晴らしいもので、オートファジーは現在、がんや神経変性疾患、心臓病、糖尿病、肝疾患、自己免疫疾患、感染症など

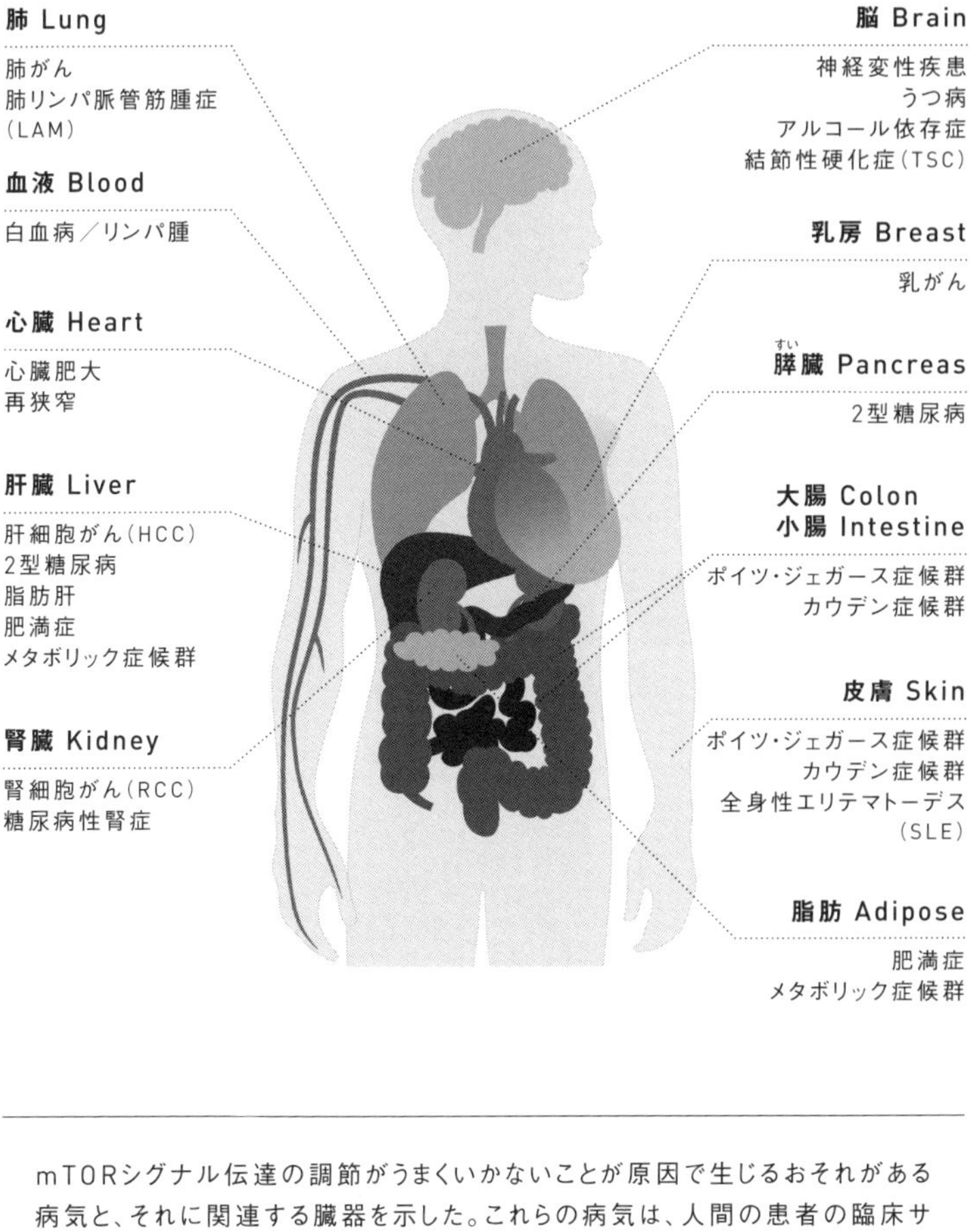

mTORシグナル伝達の調節がうまくいかないことが原因で生じるおそれがある病気と、それに関連する臓器を示した。これらの病気は、人間の患者の臨床サンプル、または、mTORシグナル伝達に関わる遺伝子を欠損させたげっ歯類のいずれかで、mTORシグナル伝達の不全に関連していたものだ。説明を簡素化するため、病名は最も影響を受けやすい臓器の下に記載した。がん感受性症候群は、複数の臓器で腫瘍が増殖する。

(出典)Elsevier Science, 23/6, Eva Dazert and Michael N. Hall, mTOR signaling in disease, 746, Copyright 2011, with permission from Elsevier.

の疾患を回避するための鍵を握る存在として注目を集めている。

オートファジーにはいくつかの種類がある。先ほど説明したのはその中でも主要なオートファジーで、細胞内を掃除し整えてくれる。

第1章で述べたように、オートファジーの恩恵を受けているのは人類だけではない。このプロセスは、酵母や菌類、線虫、ハエなどを含む多くの動植物の進化を通じて保たれてきたものだ。実際、オートファジーについて解明されたことの多くは、酵母やマウス、ラットの研究から得られた。遺伝子スクリーニング研究によって、オートファジー関連の遺伝子は、少なくとも32種類確認されている。オートファジーは生存装置の中核であり、生命を脅かす飢餓やストレスなどの深刻な脅威に立ち向かうための重要な役割を担っている。このため、老化防止や病気予防のためにこのプロセスを促すには、飢餓とストレスという二つの力をうまく用いる必要がある。幸い、健康を損なうことなく、これを実践する方法がある。

生きる力を高めるオートファジーの効果

オートファジーとは

・細胞内の損傷したタンパク質や細胞小器官、他の細胞成分を再利用する。また、アルツハイマー病などアミロイドに関連する病気を引き起こす欠陥タンパク質から細胞を守る。アミロイドは体内の特定の組織に異常に蓄積されるタンパク質で、アルツハイマー病と深い関連性があるとされている。

- 細胞に分子の材料とエネルギーを供給する。
- 細胞内のミトコンドリア（生命活動の源となるエネルギーの産生を担う細胞小器官）の機能を調節する。
- 体内の複数の系統（神経系、循環系など）を保護し、身体機能を高め、健康な組織や臓器の損傷を防ぐ。神経系では、脳と神経細胞の成長を促し、結果的に認知機能や脳の構造を改善し、脳が新たな神経経路を介して自らを再構築する能力（神経可塑性）を高める。心臓では、心臓細胞の増殖を促し、心臓病を予防する。免疫系では、有害な病原体の除去を助ける。
- 「ゲノムの守護神」として、DNAや染色体を保護し、がんや神経変性疾患などを予防する役割を果たす。

オートファジーで解明されたこと

- なぜ、がんと神経疾患の患者は、20世紀に劇的に増加したのか。
- なぜ、アルツハイマー病は3型糖尿病と呼ばれることがあるのか。

・日本の沖縄県やギリシャのアトス山などの「ブルーゾーン」には、健康長寿実現のどんな共通点があるのか（第4章を参照）。
・ホッキョククジラとハダカデバネズミには、がんを予防するどんな共通点があるのか（第8章を参照）。
・スーパーセンテナリアン（110歳以上の人々）とエクアドルのラロン症候群の低身長症の人々には、がんを予防するどんな共通点があるのか（第3章を参照）。
・なぜ、遺伝子が一つ違うだけで、寿命に甚大な影響が出るのか。
・なぜ、ラパマイシンやメトホルミン、レスベラトロール、メラトニンなどのカロリー制限に似た効果が得られる多くの薬剤に、老化防止効果があるのか。
・なぜ、ビタミンEなどの特定の抗酸化物質をとると、がんになるリスクが高まるのか（第8章を参照）。

オートファジーを無理なく誘導する

オートファジーが長く健康的に生きるための究極の解毒装置であるのなら、その力を活用しない手はない。前述のように、オートファジーは身体に健全なストレスを与えることで促される。そのための主な二つの方法である「食事」と「運動」について説明しよう。

食事

高脂肪、高繊維、低糖質で、タンパク質を最小限に抑えた食事をする。精製糖質と砂糖は避けて、健康的な脂質と食物繊維が豊富な野菜を多くとる。オートファジーの強力な引き金となる間欠的断食（その一形態は「時間制限食」と呼ばれることもある）の実践も検討しよう。次の方法で行えば、断食してもそれほどつらくないはずだ。まず、午後7時以降に食べない（夜食は禁止！）。これだけで12時間の断食を楽に始められる。次に朝食（ブレックファーストには「断食を破る」という意味がある）を抜く。これで16時間に延ばせる。その場合、1日の最初の食事は午前11時頃になる。

間欠的断食は、血糖値を上昇させるグルカゴンというホルモンを活性化する。血糖値のバランスを保つために、グルカゴンはインスリンとは逆の働きをする。シーソーをイメージするとわかりやすい。インスリン値が上がるとグルカゴン値が下がり、グルカゴン値が上がるとインスリン値が下がる。食事をするとインスリン値が上がってグルカゴン値が下がり、食事をとらないとインスリン値が下がってグルカゴン値が上がる。

グルカゴン値が上がると、オートファジーが始まる。そのため、間欠的断食を安全に実践して一時的に身体に栄養を与えないようにすることは、細胞の健全性を高める最高の方法と言える。研究によると、間欠的断食は、細胞内のエネルギー産生や脂肪燃焼を促し、糖尿病や心臓病のような病気の発症リスクを低減させるが、それらの効果のすべては、断食によってオートファジーが起動することによって得られるものだ（この種の食事制限と間欠的断食の科学的根拠については第4章で詳しく説明する）。

運動

運動が新陳代謝の促進や心肺機能の向上など、身体にいいことは誰でも知っている。しかし、運動がオートファジーを促すための身体への健康的な「ストレス」になることについてはほとんど知られていない。運動は肝臓や膵臓、筋肉、脂肪組織など、代謝に関連する臓器でオートファジーを誘導する。運動とは筋肉を整え、つくる行為と多くの人は考えているが、筋肉は運動によって壊された身体組織が修復されることで成長し、強靭になる。第9章では、長い間運動から遠ざかっていた人でも取り組めるようなプログラムを紹介する。

オートファジーを定期的に休ませる

人生にも言えることだが、この「スイッチ」でもオンとオフのバランスが大切だ。運動は身体に良いものだが、その効果には限りがある。たとえば、激しい運動を休むことなく長時間続けていると、運動によるプラス効果はだんだん薄れていき、マイナスの影響が大きくなる。この「収穫逓減《ていげん》の法則」は、マラソン選手を見ればよくわかる。マラソン選手の中には、過酷なトレーニングを長期間続けたことで心臓や腎臓を傷めている人が少なくない。同じことがオートファジーにも言える。身体が組織をつくり、体重を保ち、免疫機能を維持するためには、この体内の洗浄装置を一定期間、休ませる必要がある。

第9章で説明する運動プログラムでは、1年のうちある一定の期間、オートファジーを抑えて筋肉や免疫機能を強化する方法を紹介する。1年のうち8カ月間はオートファジーのスイッチをオンにし、残りの4カ月間は抑えるのが理想的だ。この比率（オン2、オフ1）を守れば、どの月にどちらを実践してもいい（たとえば、オートファジーを2カ月間オンにし、1カ月オフにするサイクルを1年間繰り返す）。繰り返しになるが、オートファジーは細胞の機能を自分で強化できるツールであり、世の中の多くのことと同じく、バランスが重要だ。過度になっても、不足しすぎても細胞には害になる。

第3章

低身長症と突然変異

発見のペースは信じられないほど速い。

――ジェームズ・ワトソン（DNAの分子構造の共同発見者）

若さと美しさを保ち、健康寿命を延ばし、加齢に伴うマイナス効果を減らすために何をやり続けるべきかと尋ねられたら、私は次のようなことを思い浮かべる。

- 適切な食事と運動によって、理想的な体重と健康を維持する。
- 毎晩、良質の睡眠をとる。
- ストレスと不安にうまく対処する。
- 長寿遺伝子を持つ親から生まれる。

最後の「長寿遺伝子を持つ親から生まれる」は、冗談のつもりで加えたのではない。実際、このように考えている人は多い。前述のように、私は長寿者のゲノミクス（ゲノムの構造・機能）

を研究する「スーパーセンテナリアン・リサーチ・スタディ」の研究責任者を務めている。2010年以来、世界各地に住む106歳以上の超長寿者60人に会い、血液サンプルを採取してきた。その中で最年長だったイタリアのエンマ・モラーノは117歳まで生きた。調査を通じて、私は長寿遺伝子という「宝くじ」を引き当てていない人でも、適切なライフスタイルを身につけて実行すれば、誰でも100歳まで健康に生きられると確信するようになった。おそらく本書の読者の多くは、寿命に及ぼす遺伝子の影響が、従来考えられていたよりはるかに小さいという事実を知って安心するはずだ。近年、親族や先祖に関する大規模なデータベースの分析によって、そうしたことが解明されるようになった。新たな分析結果によると、遺伝子が人間の寿命に影響する割合は7パーセントで、従来の25～35パーセントを大幅に下回った。つまりほとんどの人にとって、寿命はどんなライフスタイルを選ぶかで決まるわけだ。何を食べるか、どれくらい運動しているか、どの程度ストレスを感じているかなどに加え、人間関係の質、結婚相手、社会とのつながり、医療や教育へのアクセスなども影響している。

遺伝子が寿命にそれほど影響しないことを初めて明らかにしたのは、19世紀から20世紀半ばまでに生まれた4億人以上を対象に、その配偶者の寿命を調べた前述の研究だった。(注1)夫婦の寿命は似ていて、きょうだいよりも類似性が高い。この結果は、寿命に非遺伝的な要素が強く影響していることを示唆している。なぜなら、血縁関係にある親族よりも、もとは他人である夫婦のほうが、遺伝的変異（訳注＊個体間の遺伝子的な差異）は大きいからだ。その一方で、夫婦間では、食事や運動習慣、喫煙習慣、清潔な水の利用可否、病気の発生源から離れた生活環境で生活しているかどうか、文字が読めるかどうかなどの長寿の要因に関して、多くの共通点が観察された。これは理にかなっている。人は価値観やライフスタイルが似ている相手と結婚する傾向があるからだ。カウチポテト族とトライアスロン選手、パーティー好きと禁酒を誓っている人はカップルになりにくい。健康的なライフスタイルは、健康にプラスとなる遺伝子の活性化や発現を促す。

死のリスクをすり抜け、平均寿命より10年以上も長く健康的な生活を送っている人々からはたくさんのことが学べる。糖尿病やがんを確実に防ぐ方法（たとえ肥満であっても）はあるのだろうか。実は、世界にはこれらの病気にかかりにくく、老化の影響を受けにくい人々が暮らす地域がある。全員が100歳以上長生きするわけではないが、長寿への夢を打ち砕く糖尿病とがんにならない住民が多い。そこにはどんな秘密が隠されているのだろうか。

ラロン症候群とエクアドル人

前述のように、インスリンとIGF‐1レベルが低下すると、mTORが抑制されて、オートファジーが促進される。イスラエルのズヴィ・ラロン（2019年に92歳になった）は、ホルモン機能不全の子どもを治療する医師（専門は小児内分泌科）だ。1958年、幼い子ども3人を連れたユダヤ人がラロンのもとを訪れた。3人の子どもはいずれも身長が低く成長が止まっていたが、彼らには5人の兄と姉がいて身長は正常だった。小人症として知られる低身長症には、さまざまな医学的原因がある。その一つは成長ホルモン（GH）の産生が不十分なことだ。成長ホルモンはその名が示すように、人類や動物の成長や細胞の増殖・再生を促す物質である。このホルモンは脳の下部にある下垂体でつくられ、発育に極めて重要な役割を担っているため、10代前半の若者では成人の約2倍の量が分泌される（成人1日当たりの分泌量が400マイクログラムなのに対して、若者は700マイクログラム。主として睡眠の4段階のうち、深い眠りにある第3段階と第4段階で分泌される）。成長ホルモンは、思春期から成人へと身体が成長・成熟するのを助けるだけではなく、組織の強化（骨密度の向上、筋肉の強化）や修復（皮膚、骨、腸の内壁など）にも欠かせない。年齢や必要性によって量は変わるが、私たちの身体では生涯にわたって成長ホルモンが分泌され、使用される。ラロンは初め、異常に小さな子どもたちは、成長ホルモンの分泌が不足し、欠乏状態にあるのではないかと考えた。だが成長ホルモンを投与しても、治療効果はなかった。

その後の数十年間、さらに多くの低身長症患者がラロンのもとを訪れた。その数は60人を超え、「イスラエル・コホート」として知られるようになった。のちにこの集団の患者には「ラロン症候群」という診断名がつけられた(注2)。その診断名は、ラロンの長年にわたる診療経験に基づいてA・ペルツェラン、S・マンハイマーらと共同で行った1966年の研究報告にちなんでいる。ラロン型低身長症の成人の身長は、一般的に男性で約140センチ弱、女性で120センチ強ほどだ。

世界中に、この特異な病気の患者は300〜500人いると考えられる。2014年、ラロン症候群の遺伝の系譜をさかのぼるために6カ国の患者を検査した結果、ラロン症候群の患者はおそらくユダヤ系の同じ共通の祖先を持つことが明らかになった。(注3)その子孫の一部は中東にとどまり、一部は東ヨーロッパに移住し、2世紀頃にスペインやポルトガルに移住した人々もいた。調査対象となったラロン症候群患者の約半数は、スペイン系ユダヤ人(セファルディ)だった。1492年末、結婚してスペインを統一し、「カトリック両王」と呼ばれるようになったフェルディナンド2世とイザベラ1世は、アルハンブラ勅令を発し、国内のユダヤ人に対して、カトリック教に改宗するか国外退去するかの二者択一を迫った。その結果、4万人から10万人のスペイン系ユダヤ人が国を去った。その多くは北アフリカと中東に移住したが、他のヨーロッパ諸国やカリブ海の島、南米、米国に渡った人々もいた。

1987年、エクアドルの糖尿病の専門医ハイメ・ゲバラ・アギーレは、エクアドル南部のロハ県とエル・オロ県に住むラロン症候群の村人99人を対象に研究を始めた。のちに「エクアドル・コホート」として知られるようになるこの集団は、16世紀初頭にイベリア半島を逃れてエクアドルに移住したスペイン系ユダヤ人の子孫だ。彼らは、カトリック教会の影響力が強いリマやキトなどの主要都市を避けて南部の僻地《へきち》の村に住みつき、その後4世紀の間、迫害を恐れて外部との接触を避けて孤立を保った（現在でも彼らの子孫はみな、直径わずか150キロメートルの範囲に住んでいる）。なぜこのことが重要なのかを理解するために、まずは遺伝の仕組みについて簡単に説明させてほしい。

遺伝子型と表現型

孤立した地域で暮らす集団の中で、ある特徴（この場合は病気）がどのようにして次世代へと伝えられ、一般的に見られるようになるのか。それを理解するのに役立つのが、初歩のメンデル遺伝学の知識だ（これは現代遺伝学の父とされる聖アウグスチノ修道会の司祭、グレゴール・メンデルにちなんで名づけられた遺伝法則である。DNAが発見されるはるか前の1860年頃、メンデルは庭でエンドウ豆を育てる実験を行い、遺伝の基本法則を見いだした）。

人間の体内にある数十兆もの細胞のほぼすべての中に、遺伝子コード（遺伝暗号）があり、そこに生物の生存に必要な基本的機能を実行させるための指示が書き込まれている。遺伝子コードは23本の染色体の中に詰め込まれている。まるで個人の膨大なデータが格納されたDNAの図書館のようだ。染色体は、DNAが巻きつけられた房によって構成されている。DNAは「二重らせん」と呼ばれるねじれたはしごのような構造をしており、はしごの段は約30億個の塩基対《つい》からなる。DNAの基本単位（リン酸＋糖＋塩基）はヌクレオチドと呼ばれる。DNAの

DNAの構造

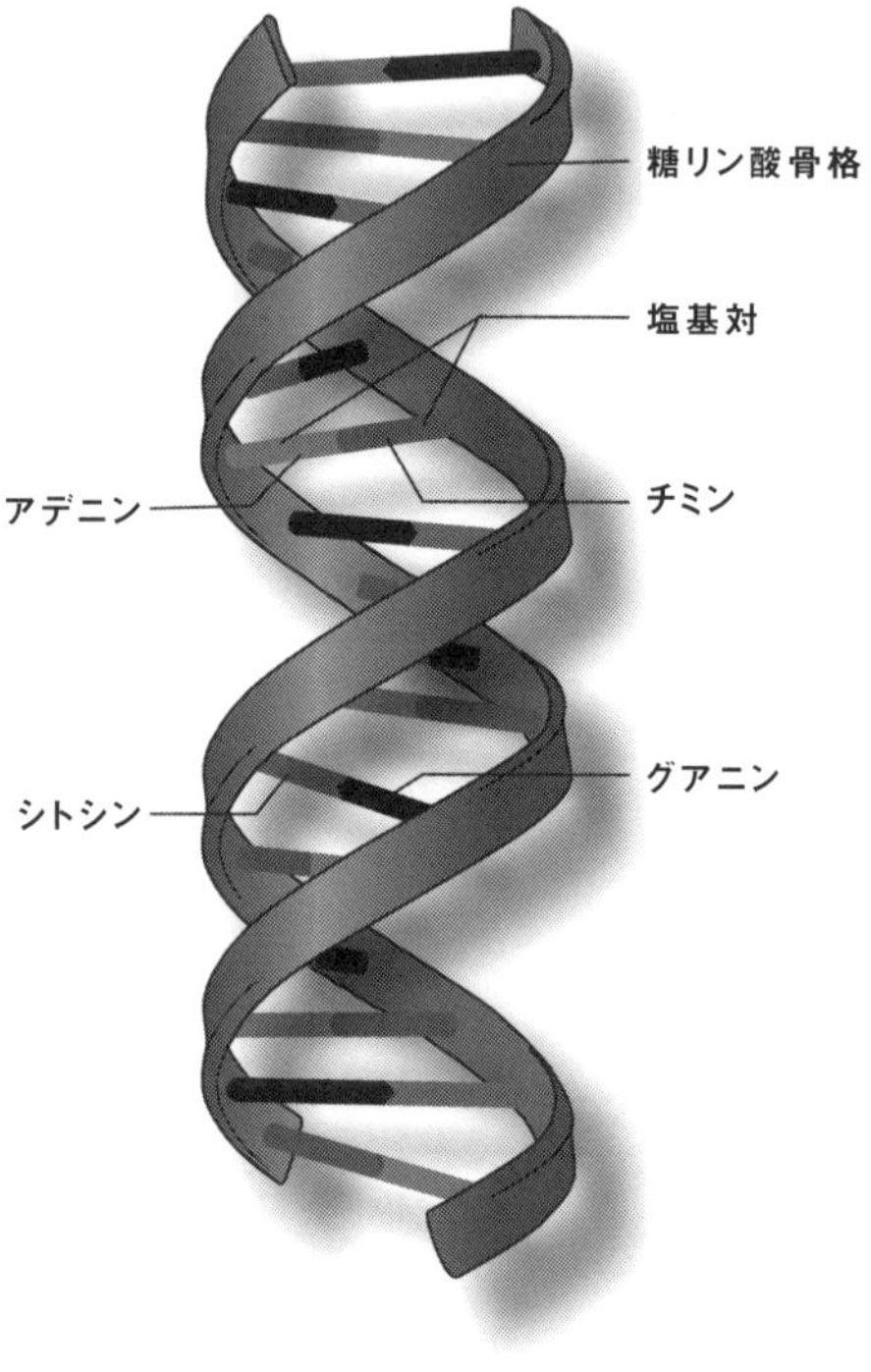

（出典）Courtesy of the National Human Genome Research Institute, genome.gov

塩基は、A（アデニン）、T（チミン）、G（グアニン）、C（シトシン）の4種類。染色体の一部を形成するこれらのヌクレオチドの配列が、数万もの遺伝子を決定する。ご存じの通り、遺伝子は、瞳の色からアルツハイマー病や心臓病などの発症リスクまで、その人がどんな特徴を持つかを決める。ヌクレオチドというのは特殊な文字で、その配列によって遺伝子の発現を決定する文章をつくり出すと考えるとわかりやすい。

外見から足の速さ、性格の違い、特定の病気の発症リスクに至るまで、人間の特徴は、親から受け継いだ遺伝子によって大きく左右される（もちろん環境要因も大きな影響を及ぼすが、ここでは話をわかりやすくするため、遺伝子に焦点を絞って説明する）。人間は約2万から2万5000もの遺伝子を持っているが、外見や内面の違いをもたらしているのは全遺伝子の約1パーセントにすぎない。私たちは父親と母親から染色体を介して1組の遺伝子を受け継ぐ。それぞれの遺伝的な形質は対立遺伝子と呼ばれる一対の遺伝子の組み合わせによって形成される。一対の対立遺伝子の中では、一方が他方に対して優性である（訳注＊優性（劣性）とは、性質の優劣を示しているのではなく、一方がもう一方の性質を覆い隠す（覆い隠される）ことを表す）。これらの対立遺伝子がどのように組み合わさって次の世代に伝えられるかは、まったくの偶然による。青い瞳の人と茶色い瞳の人との間に生まれた子どもの瞳がどちらの色になるかを考えてみよう。子どもの瞳の色は、対立遺伝子の組み合わせと、茶色い瞳の親が青い瞳の劣性遺伝子を受け継いでいるかどうかによって決まる。茶色の瞳の親は、青色の瞳の劣性遺伝子を持っていて、対立

常染色体の劣性遺伝

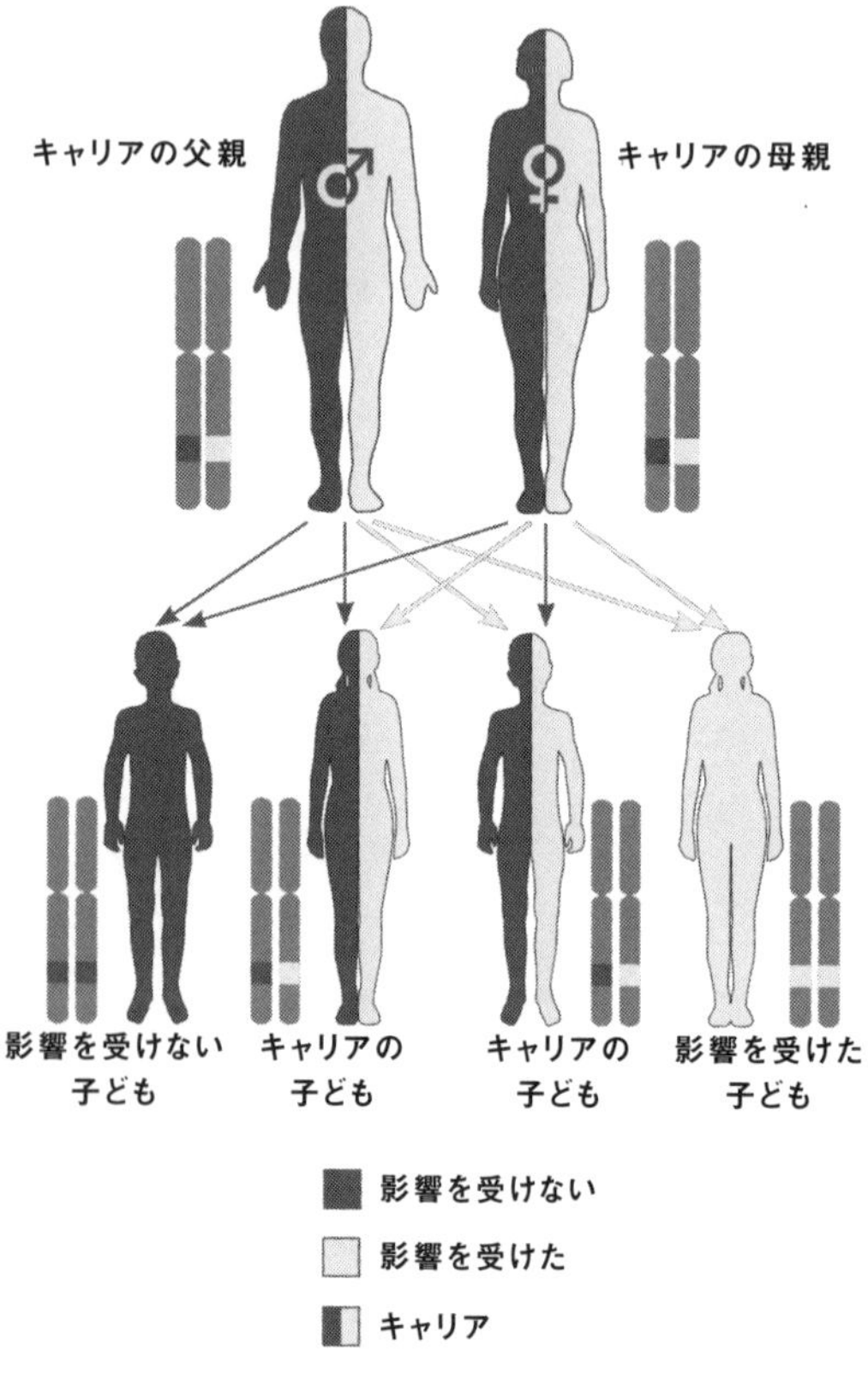

(出典)Kashmiri, based on earlier work by Domaina, via Wikimedia Commons

遺伝子のもう一方である茶色の瞳の遺伝子によって覆い隠されている可能性がある。

体細胞には46本の染色体があり、2本1組の対になっている。23対のうち性染色体を除く22対は男女とも変わらないため常《じょう》染色体と呼ばれ、この遺伝子に突然変異があると、常染色体異常と呼ばれる病気を引き起こすことがある。遺伝性の常染色体遺伝子の突然変異は、優性か劣性のいずれかである。優性の場合、片親から受け継いだ異常な遺伝子のコピーが一つあるだけで、観察可能な病気の特徴（「表現型」と言う）が現れる。この場合、少なくとも両親のどちらかに、この病気の身体的特徴が現れている。一方、片方の親から受け継いだ異常な遺伝子が、もう一方の親から受け継いだ正常遺伝子に対して優性ではない場合に、劣性の遺伝子変異が起きる。この場合、異常遺伝子のコピーを持っていても身体的な異常は観察できないが、その子どもに受け継がれるおそれがある（そのため、遺伝子キャリア（保因者）と呼ばれる）。異常遺伝子を両親それぞれから受け継いだ場合、子どもにその身体的な異常が現れる。ラロン症候群は、こうした常染色体劣性遺伝による疾患である。

このような低身長症の人と、変異した対立遺伝子を持たない人との間に生まれた子どもは、キャリアになる可能性はあるが、低身長症は発現しない。両親ともラロン症候群のキャリアである場合、つまり、どちらも一対の遺伝子の一つが変異遺伝子で病気を発症していない場合、子どもがキャリアになる確率は50パーセント、非キャリアになる確率は25パーセント、表現型（遺伝子の作用によって現れる特徴。この場合は低身長症）が発現する確率は25パーセントになる。

だが、両親とも表現型（低身長症）を発現している場合は、それぞれが対立遺伝子の中に変異した遺伝子を二つずつ持っているため、子どもは必ず低身長症の表現型を受け継ぐ。血縁者同士で生殖を行うと、変異した遺伝子が子どもに遺伝する可能性が極めて高くなる。近親交配は、社会的なタブーや掟などによって禁じられているが、ある特定の民族（同じ祖先の子孫である割合が高い）で他よりも頻繁に起きている。エクアドルとイスラエルのスペイン系ユダヤ人の場合も、孤立した地域で暮らし、同じ宗教の信者同士での結婚願望が強かったこともあって、近親者と結婚する可能性が高く、結果としてラロン症候群を受け継ぐ人が増えた。ラロン医師が初めて診察したこの症候群の患者も、両親の祖父母がいとこ同士だった。

ここで、話は意外な方向に展開する。遺伝的に極端な低身長で生まれることは不運と言えるかもしれない。だが、ラロン症候群の人たちは、とても魅力的な特質を備えている。それは糖尿病やがんにならず、アルツハイマー病や心血管疾患の発症リスクも大幅に低いことだ。ラロン症候群の人々が糖尿病やがんにならない生物学的な理由は何だろうか。高地の村で暮らすというライフスタイルによるものか、それとも遺伝的疾患の有益な副作用なのか。

ラロン医師が低身長の子どもたちにホルモン療法を試して効果がなかったことを報告してから8年後、放射免疫測定と呼ばれる検査技術が登場し、人の成長ホルモン（GH）濃度を測定できるようになった。その結果、意外にも、ラロン症候群の人のGH値は平均よりも高いことがわかった。ラロンらは、ラロン症候群の子どもの肝臓にある一部の受容体に欠陥があることを発見した。その受容体は成長ホルモンと結合し、インスリン様成長《よう》因子（IGF－1）と呼ばれる物質を産生すると考えられている。IGF－1という用語は専門的だが、長生きできるかどうか、外見を若々しく保ち、元気に生きられるかどうかに大きく関わる物質なので、本書にこのあと何度も登場する。ラロン症候群患者のIGF－1の血中濃度は1ミリリットル当たり20ナノグラム以下だった。思春期に正常な発達を促すためのIGF－1濃度は、同100ナノグラムから600ナノグラムだ。だが思春期以降、正常値のレベルは同30ナノグラムから200ナノグラムとなり、成長期に身体が必要としていたレベルよりはるかに低くなる。しかし米国の成人の多くは、偏った食生活の影響でIGF－1値が健康に悪影響を及ぼすほど高くなっている。これは後述のように、動物性タンパク質と精製された糖質のとりすぎが原因だ。

糖尿病とがんを防ぐ効果

エクアドルのジェイミー・ゲバラ－アギーレ、国立老化研究所のラファエル・デ・カボ、南カリフォルニア大学長寿研究所の生物老年学者ヴァルトル・ロンゴらは2011年に、ラロン症候群のエクアドル・コホートを22年間追跡した結果を論文発表した。それによると、コホートの20パーセント以上が肥満で、空腹時血糖値もこの遺伝子変異を持たない人々と同等だったにもかかわらず、糖尿病の発症者が1人もいなかった。(注4)また、コホートの数百人のうち、がんは死亡率の低い種類のものが1例あっただけだった。同じ地域に暮らす遺伝子変異を持たない人々は5パーセントが糖尿病で、20パーセントががんで死亡しており、大きく異なっていた。研究対象者の中に、身長が1メートル6センチしかない50歳代の女性がいた。体重は約58キログラムと病的な肥満の部類に入り、普段の食事は高糖質、高脂肪だったが、血圧は正常そのものだった。糖尿病や他の病気の兆候もなく、肥満なのに研究者は健康と見なした。

ラロンたちは以前にも、生まれつきIGF−1が欠乏している人々(222名)を調査した論文を発表している。(注5) IGF−1の欠乏は、成長ホルモンの分泌量の低さ、ラロン症候群(前述のように、成長ホルモン受容体遺伝子の変異が原因)、IGF−1遺伝子の欠損または機能喪失によるものだった。対象者の中にがんの発症例は一つもなかった。彼らが人生の後半でIGF−1や成長ホルモンの治療を受けたとしても、結果に影響しないと考えられた。ラロンたちがエクアドル・コホートの人々から採取した血液中の何かが、実験用に増殖させたペトリ皿のがん細胞の成長を妨げる様子が見て取れた(研究者は実験室でがん細胞を増やしてその変化を観察するのが好きだ)。コホートの人々は高糖質の食事をとっているにもかかわらずインスリン濃度が低く、インスリン感受性(訳注*インスリンの血糖値を引き下げる能力)も良好(インスリン抵抗性を示さなかった)であり、それによって糖尿病から保護されていたわけだ(後述のコラムを参照)。この研究で特に注目すべきは、エクアドル・コホートの人々の血液中の細胞を培養したところ、細胞の自己浄化機能を司るタンパク質複合体、mTORの発現が低下したことだ。読者はすでに、これが何を意味するかがわかるはずだ。つまり、mTORの機能が抑制されると、オートファジーが活性化することを思い出してほしい。つまり、細胞の浄化・リサイクル機能が促され、細胞内の不要物が処理されるようになる。

加齢が厄介な問題を起こすとき

インスリンはとても重要な働きをするホルモンだ。代謝の中心的な役割を果たし、食べ物からエネルギーを取り出し、それを燃料として細胞に運ぶのを助ける。細胞は血流内に入ってきたグルコースを自力で取り込めないため、膵臓でつくられ輸送体として働くインスリンの助けが必要になる。インスリンは血中のグルコースを筋肉や脂肪、肝細胞に運ぶ。正常で健康な細胞にはインスリン受容体が多くあり、インスリンの働きに問題なく対処できる。だが、グルコースがコンスタントに血中にあると、細胞が高濃度のインスリンに常にさらされる。その状態になると、細胞は表面のインスリン受容体の数を減らして、これに適応しようとする。その結果、インスリンの効果が薄れてしまう。

グルコースが絶えず血中にある人は、加工食品を通じて精製された糖質を過剰に摂取していることが多い。医学的には、細胞がインスリンの働きに対して鈍感になり抵抗を示すようになることを「インスリン抵抗性」と呼ぶ。これは細胞の自己防御機構だと考えられている。前述のように、グルコースは細胞内のエネルギー発生装置であるミトコンドリアを働かせるのには役立つが、量が過剰になると非常に有害で、タンパク質にくっついて機能不全にさせる（このプロセスは「糖化《とうか》」と呼ばれる。詳しくは後述）。この状態になると、細胞はインスリンを無視し、血液からグルコースを吸収しなくなる。すると膵臓がこれに反応し、さらに多くのインスリンを分泌し始める。グルコースを細胞内に取り込むために、大量のインスリンの分泌が要求されるからだ。

この一連の出来事が悪循環を生じさせ、最終的に2型糖尿病を発症してしまう。糖尿病患者は、高血糖（ハイパーグリセミア）の状態にある。細胞を動かすのに直ちに必要な量を超える量のグルコースが血中にあるので、身体はそれを体内に安全に蓄積しようとする。まず、グリコーゲンと呼ばれるグルコースの一種に変える。グリコーゲンは「粘着性」ではないため、細胞への害が少ない。

グリコーゲンは主に肝臓と筋肉に貯蔵され、血糖値（血中グルコース値）が低下したときすぐに利用できるエネルギー源となる。肝臓や筋肉にグリコーゲンが貯蔵されている限り、脂肪は燃料として使われず、余分に摂取された脂肪は脂肪組織に貯蔵される。これが、2型糖尿病患者の約8割が過体重または肥満である理由だと考えられている。血液中に糖が残ると、糖化最終産物（AGE＝advanced glycation end products）がつくられ、この「粘着質」のグルコース分子がタンパク質にまとわりついて（たとえば、血管の内側にたまる）機能不全にさせるなど、大きなダメージを引き起こす。糖化は、糖尿病が早期の死や心筋梗塞、脳卒中、腎疾患、失明などの合併症を引き起こす大きな原因の一つだ。

ラロンらの研究からは、IGF－1の働きや、成長ホルモンやインスリンとIGF－1の関係が、病気の悪化や死に何らかの影響を及ぼすことが学べる。これを詳しく理解する前に、研究者がどのようにして、人間を実験台にすることなく、この生物学的現象を研究する方法を確立したのかを知っておくことが重要になる。そこで頼りになるのは、医学の世界では有名な実験用マウスだ。遺伝学や低身長症の人々に関するこれまでの説明は、オートファジーとは無関係に思えるかもしれない。だが、もう少し我慢してこのまま話についてきてほしい。なぜならラロンらの研究から得た教訓は、オートファジーのメカニズムを理解し、それをうまく利用して身体のメカニズムを「だまし」、病気や短命のリスクを減らすことに活かせるからだ。

エイムズ・ドワーフ・マウスとスネル・ドワーフ・マウス

1950年代、アイオワ州エイムズにあるアイオワ州立大学の研究用マウスの繁殖施設で、

DNAに偶発的な突然変異を起こしたマウスが生まれた。一部の変異した遺伝子の「機能喪失」によって、そのマウスは成長ホルモン、プロラクチン、チロトロピンという三つの重要なホルモンの濃度が低かった。「機能喪失」とは、変異によって遺伝子が消滅あるいは機能不全になることであり、たとえば、あるホルモンを生産するためのコード（情報）が使えなくなる。このエイムズのドワーフ（低身長症）・マウスは、誕生時は正常に見えるが、成長が遅く、一般のマウスの半分程度にしか育たない。成体のドワーフ・マウスは、血中IGF－1濃度が極端に低く、不思議なことに食べ物の摂取量や酸素の消費量は身体のサイズから想定されるよりも多い。空腹時インスリン値と血糖値が低く、インスリン感受性が優れている（つまり、インスリン抵抗性や糖尿病予備軍からはほど遠い状態にある）。

エイムズ・ドワーフ・マウスは、カロリー制限をした動物に観察されるのと同様の老化遅延と長寿のメリットを、カロリー制限なしで得ていた。正常なマウスの平均寿命は約900日だが、カロリー制限をすれば1200日間生きられる。だがこのドワーフ・マウスは、カロリー制限なしで約1300日間、カロリー制限をするとさらに100日間長生きする。

エイムズ・ドワーフ・マウスのほかにも、スネル・ドワーフ・マウスと呼ばれる低身長症のマウスがいる。このマウスも、成長ホルモンを含む特定のホルモンを産生する遺伝子（エイムズ・ドワーフ・マウスとは別の遺伝子）に欠陥がある。この二系統のマウスの間には、小さな違いはあるが、類似した病理学的・生物学的な特徴がある。ドワーフ・マウスを使った長寿研究は、

1990年代から2000年代始めに始まり、その多くは、健康長寿にラパマイシンが及ぼす影響を調べていた研究者によるものだった。2001年、この分野で最初に論文を発表したのは、メイン州バーハーバーにあるジャクソン研究所のデイビッド・ハリソンの研究室だ（第1章を参照）。その論文で彼らは、この二系統のドワーフ・マウスの両方に見られる遺伝子の変異によって、寿命が延びていることを示した。(注6) どちらのマウスも成長ホルモンとIGF－1のレベルが低いことを確認した。また、スネル・ドワーフ・マウスの特定の免疫細胞の老化とコラーゲンの老化を表す架橋結合のスピードが遅くなっていた。この系統のマウスの寿命が長いのは、老化の速度が遅いためと考えられた。

（確かに架橋結合は、コラーゲン繊維などのタンパク質が互いに結合することによって有害な影響が出て老化が進むという古くからある老化理論に当てはまる。たとえば糖尿病患者の架橋結合したタンパク質の量は、健康な人の2～3倍になる。これはタンパク質にまとわりつく「粘着性」のグルコースが血液中に高濃度で存在することが原因で、前述のように糖化最終産物（AGE）を体内に生じさせる。架橋結合タンパク質は心臓の肥大やコラーゲンの硬化などの原因になり、心停止リスクの増大など、さまざまな悪影響を生じさせる）。

スネル・ドワーフ・マウスは、正常なマウスよりがんの発症率も低かった。内科・生理学の研究者・教授として名高い南イリノイ大学医学部のアンジェイ・バルトケは、生後2～6週のドワーフ・マウスに成長ホルモンを投与すると、これらの健康へのポジティブな効果が打ち消されることを証明した。バルトケの研究では、一つの遺伝子の変異によって哺乳類の寿命が延びる可能性があり、またエイムズ・ドワーフ・マウスの寿命が著しく長いのは成長ホルモンの欠乏が原因であることが初めて示唆された。(注7)

エイムズとスネルのドワーフ・マウスはどちらも、近親交配をする中で、下垂体を制御する遺伝子が偶発的な突然変異を起こし、低身長症を発症したものだ。一方、成長ホルモンの受容体を無効にしたノックアウト（GHRKO）マウスは、ラロン症候群患者に見られる成長ホルモン受容体の欠損を再現するために意図的に作製された。GHRKOマウスは、世界中のマウスの中で最も寿命が長く、人間における遺伝子の突然変異の研究を、倫理的・現実的な制限なしに行えるように開発された。これらの実験用に作製された変異体のマウスには、ラロン症候群の人々と同じように、重度の成長遅延と低身長症のほか、血清IGF−1濃度の大幅な減少が見られる。また、空腹時血糖値とインスリン値が低く、グルコースの処理能力やインスリン感受性が高いなどの健康上の有益な効果も見られる。GHRKOマウスは、同種の正常なマウスより3～4割も長生きする。2017年、ミネソタ州のメイヨークリニックや、ブラジルやポーランド、ドイツなどの世界中の科学者で構成されるコンソーシアムが、これらの長寿マウスについての画期的な生物学的特性をまとめた論文「老化研究のための新しい動物モデル」を発表した。(注8)興味深いことに、長寿を実現した典型例であるセンテナリアン（100歳以上の人）は、100歳未満の人よりも血液中のIGF−1値が低いが、IGF−1遺伝子の変異によっ

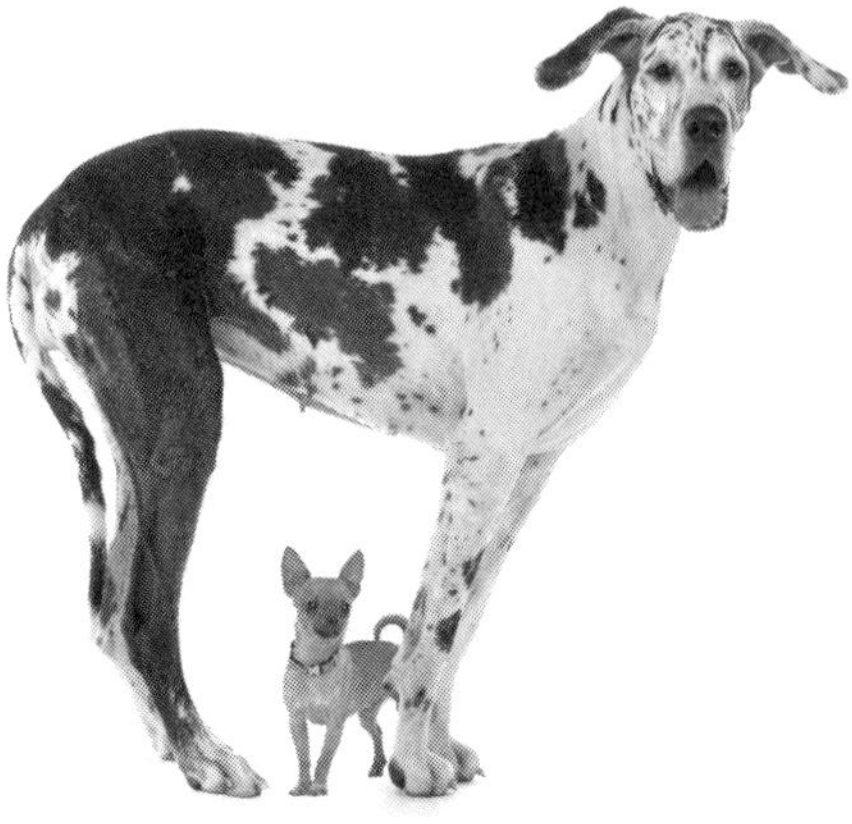

（出典）iStock.com/Eriklam

て低身長症になった多くの動物（ミニチュア、ティーカップなどと呼称される犬、猫、豚など）も、通常サイズの同種の動物より数段長生きする。

遺伝子変異のないマウスより長生きする実験用マウスについて長々と説明してきたのは、これらのユニークな変異体の研究が、人間の長寿を実現する鍵を握っているからだ。これらの研究結果を探ることで、私たちが長生きするためには身体のメカニズムのどの部分を微調整すればいいのか、さらには生活習慣をどのように変化させれば突然変異によって生じた実験動物たちと同等の健康上のメリットを模倣できるのかについて、理解を深めることができる。はっきりとしているのは、IGF-1のレベルが低いと寿命が長くなることだ。ただし、私たちが長生きするために、ドワーフ・マウスと同じような変異遺伝子を持つ必要はない。興味深いことに、カロリー制限は、動物の寿命を延ばす最も再現性の高い方法であると同時に、ＩＧＦ－１値を大幅に低下させる。つまり、鍵となるのは、健康的なバランスを維持しつつ、ＩＧＦ－１が成長ホルモンやインスリンとどのような関係にあるかを理解して、老化とオートファジーを最適化することだ。

パフォーマンスと長寿のトレードオフ

前述のように、成長ホルモンは、組織の成長とエネルギー代謝に大きな役割を果たしている。成長ホルモンはさまざまな状況に反応して分泌されるが、その中で最も関心を持つべきは、運動時、血糖値の低下時、糖質制限または断食をしたとき分泌がどうなるかである。成長ホルモンはその名が示す通り、身体組織の成長を促すホルモンであり、筋肉と肝臓においてタンパク質合成を増加させる。また、エネルギーを得るために脂肪細胞を分解して血中の遊離脂肪酸を増やすので、大きな減量効果がある。

まだ触れていなかった重要な事実がある。成長ホルモンは肝臓を刺激してＩＧＦ－１を産生させるが、それはインスリンが分泌されているときだけ、ということだ。成長ホルモン値とインスリン値の両方が高いとき（ピザやチーズバーガーなど、タンパク質と糖質の多い食事をとったあとなど）、ＩＧＦ－１レベルが上がり、体内組織の成長を促す反応も増加する。一方、（断食時または糖質制限時など）成長ホルモン値が高く、インスリン値が低いときは、ＩＧＦ－１レベルは上がらず、健康上のメリットがいくつも得られる。まず、オートファジーが刺激され、使い古された有害な影響を与えかねないタンパク質や細胞の残骸を一掃できる。同時に、空腹状態の身体は成長ホルモンの分泌を促し、真新しい細胞や組織をつくるように指示が出される。身体を古いものから新しいものへと絶えずリノベーションすることで、健康強度は高められる。それは家のリフォームに似ている。たとえばキッチンなら、新しいシステムキッチンを設置する前に、老朽化した旧式のシンクやガス台を取り外さなければならない。そのプロセスは除去・破壊、産生・構築という二段階から成る。

つまり、ＩＧＦ－１を一定レベルに抑えつつ体内で細胞の成長が促されるという適切なバランスはどこかに存在する。ＩＧＦ－１値は低すぎても高すぎても、何らかの病気で死ぬリスクが高まる。その一方で、ＩＧＦ－１は成長を促すため、身体の回復には欠かせない。だが、この同じメカニズムによって、がん細胞も増えていく。以下に、ＩＧＦ－１の長所と短所を列挙する。

○ＩＧＦ－１の長所

・筋肉量と筋力の維持に役立ち、筋肉の消耗や脆弱性を低下させる。
・炎症反応を減らし、酸化ストレスを抑える。

・ＤＮＡ損傷などの危険に直面した細胞の生存能力を高める。
・脳の中で新しいニューロンの成長を誘発させ、有害なアミロイド斑の蓄積を防ぎ、天然の抗うつ薬として作用するなど、脳の健康度を高める。
・血管に抗炎症、抗酸化作用をもたらし、既存のプラーク（動脈硬化巣）を安定化させ、それ以上蓄積しないようにする。
・骨密度を高める。
・免疫系をサポートする。

×ＩＧＦ－１の大きな短所

・悪性腫瘍の発生リスクを高める。すなわち、ＩＧＦ－１はがんを増殖させる。
・寿命を短くする。

ＩＧＦ－１によるシグナル伝達にはさまざまな長所があるが、大きな短所が二つある。医学界でこの謎は「ＩＧＦ－１パラドックス」と呼ばれている。ＩＧＦ－１には細胞を増殖させ、生存能力を高める作用がある一方、ＩＧＦ－１シグナル伝達を低下させると線虫やハエ、哺乳類などの多様な生物の寿命が延びることがわかっている。この分野の研究は現在も活発に行われている。パラドックスを説明する理論の一つとして考えられているのが、ミトコンドリアの役割だ。ミトコンドリアは細胞内にある小さな器官で、身体を動かすエネルギーの源、ATPをつくり出す。細胞内で大きな役割を担い、赤血球以外のあらゆる細胞に存在し、核内のDNAとは別に独自のDNAを持ち、現在ではアルツハイマー病やパーキンソン病、がんなどの病気の進行に深く関係していると考えられている。ミトコンドリアの機能不全によって引き起こされるミトコンドリア病は、神経系、筋肉系、代謝系などに障害が現れる。糖尿病や認知症などさまざまな病気は、ミトコンドリアに生じた何らかの問題と関連している。(注9) つまり、ミトコンドリアに損傷や機能障害があると、病気や老化が進行する。

重要なポイントは、オートファジーがミトコンドリアのターンオーバー(訳注*古い細胞や組織自体が新しく入れ替わること)に重要な役割を果たしている可能性があることだ。IGF-1のレベルが常に高いとmTORがオンになり、オートファジーはオフになる。それがミトコンドリアの機能障害や細胞の生存率低下につながる。また、ミトコンドリアの突然変異や機能障害は加齢とともに増加するため、IGF-1レベルが高い状態で機能不全のミトコンドリアを除去する能力が落ちると、加齢に伴う不調や病気を発症しやすくなる。(注10)

体内の「抗加齢物質」を活性化させる方法

オートファジーを最適化する安全かつ効果的な最善策の一つは、最近、人間の細胞で発見されたAMP活性化プロテインキナーゼ（AMPK）と呼ばれる天然の抗加齢酵素を活性化させることだ。AMPKが活性化すると、オートファジーによって細胞内の不要物を除去するよう細胞に信号が送られる。それはAMPK活性化化合物（AMPKは、特に体脂肪を分解するように細胞に信号を送る）を用いると腹部の脂肪が減ることによっても証明されている。実際、糖尿病の治療薬として普及しているメトホルミンは、ミトコンドリアのATP産生を減らすことで作用し、AMPK活性を刺激してインスリン感受性を高める。AMPKが細胞に信号を送っているとき、IGF-1の働きは抑制される。また、AMPKは体内で抗酸化物質の産生を司る「抗酸化遺伝子」を活性化する。この天然の「若返り薬」であるAMPKを活性化させるのに役立つ方法として、次の三つが挙げられる（第9章で紹介する実践的なプログラムでも詳しく取り上げる）。

（1）運動。特に高強度のインターバルトレーニング（訳注＊不完全回復をはさんでトレーニングを繰り返すこと）。

（2）食事。粘り気のある食物繊維が豊富な果物や野菜、豆類（大豆、レンズ豆など）、ポリフェノールを多く含む緑茶などの茶、ウコン（ターメリック）に含まれている成分であるクルクミンをとる。
（3）カロリー制限。間欠的断食やタンパク質制限と組み合わせる（次章を参照）。

タイミングがすべて

ことわざにもあるように、人生では何事もタイミングが重要だ。同じく、物事には良い面と悪い面がある。私たちの身体が炎症やコレステロール、体脂肪を適切な時期に適切な量だけ必要とするのと同じように、ある程度のＩＧＦ－１が生きるために必要だ。しかし、過ぎたるは及ばざるがごとしで、量が多すぎるとトラブルのもとになる。これらの生物学的な働きや物質のバランスをうまく保ちながら、必要なときにその力を活用できるように努めなければならない。若く、成長の過程にあり、がんのリスクが低いとき、ＩＧＦ－１は成長や発達、ケガからの回復に役立つ良き味方になる。妊娠中や授乳中などの特定の状況※でも、ＩＧＦ－１のシグナルをオンにしておく必要がある。

しかし、年をとるにつれて天秤は逆方向に傾いていく。特に中年期に差し掛かり、細胞の老化とＤＮＡの突然変異が蓄積することよってがんになるリスクが高まり始めた頃は、ＩＧＦ−1シグナルを抑制し始めるのが賢明だ。ＩＧＦ−1を減らしてオートファジーを促すには、精製された糖質と動物性タンパク質が多い現代の食事ではなく、「修道士の食事」が効果的だ。これについては以降の章で詳しく説明する。

動物性タンパク質を多く含む食事が、がんの発症リスクを高める理由は、生物学的に説明できる。それにはＩＧＦ−1が関係している。食事によって大量のタンパク質が体内に取り込まれると、肝臓はそのタンパク質を利用して生産的な活動を行うために、ＩＧＦ−1を分泌して細胞にこう指示を出す。

「成長期が来たぞ！　エンジンを始動させて、増殖を始めよ。材料となるタンパク質はふんだんにあるからな」

問題は、成長ホルモンによって腫瘍の増殖も促されるおそれがあることだ。特に、オートファジーが長い間オフになっていて、機能不全のミトコンドリアが多く存在し、それが細胞のＤＮＡを傷つけ突然変異を誘導するフリーラジカルを産生している場合は危険だ。成長期を終えた成人にとって、細胞の成長は促すよりも、遅らせるべきである（成長を善とする「アンチエイジング」なホルモンやサプリメント製品の宣伝文句とは逆だが）。そのため、目指すべきは、タンパク質をとりすぎず、摂取量を適量に抑えることだ。ここで言っているタンパク質は動物性タンパク質のことであり、植物性タンパク質はIGF-1を増加させるアミノ酸の量がはるかに少ない。だからこそ、地中海式の食事と間欠的断食の組み合わせが、バランスを保つのに理想的な食事法と言える。

次章で説明するが、ギリシャのアトス山で共同生活をするギリシャ正教の修道士たちは、地球上でも屈指の健康的な集団だ。がんの発症者はほとんど確認されず、脳卒中などの心臓血管疾患も皆無に等しい。アルツハイマー病やパーキンソン病の人もめったにおらず、ギリシャ本土の人々より寿命が長い。そのライフスタイルには驚くべき秘密がいくつも隠されている。

※ 妊娠と授乳以外にも、IGF-1シグナル伝達を継続させるべき状況はある。自分の状況が心配な場合は、主治医やかかりつけ医に相談しよう）。

第 4 章

沖縄、修道士、セブンスデー・アドベンチスト教の人々

人の身体の中には医者がいる。私たちがすべきは、ただその医者の仕事を手伝うことだけ。誰もが持つ自然治癒力こそが健康になるための最大の力だ。食べ物は薬であり、薬とは食べ物である。だが病気のときに食べれば、それは病気に餌をあげることになる

――ヒポクラテス

沖縄県人、ギリシャ人、キリスト教セブンスデー・アドベンチスト教派の人々には共通点がある。それは、細胞のオートファジーを活性化させ、健康的にバランスを保つことで、ラロン症候群の人々と同じように健康長寿をまっとうしていることだ。この章では、健康と長寿に秀でているこの三つのグループに注目する。そのライフスタイルを検証して成功の秘密を解き明かせば、私たちの生活に応用できるだろう。鍵を握るのは、人間の身体に驚異的な健康効果をもたらす次の三つの食事法だ。

- カロリー制限
- 間欠的断食（インターミッテント・ファスティング）
- タンパク質循環（プロテイン・サイクリング）

まずは沖縄県の人々に注目し、タンパク質とカロリーの摂取量を減らすことで得られる恩恵を探ってみよう。

カロリー減が長寿をもたらす

沖縄本島は、東京の約1600キロメートル南西にあり、気候は亜熱帯性。かつて沖縄の人々は、日本で（そしておそらく世界の中でも）最も平均寿命が長いことで知られていた。その理由は、糖尿病や心臓病、脳卒中、がんなどの加齢に伴う主な疾患にかかりにくかったからだ。沖縄では（訳注＊1970年くらいまで）これらの疾患の発生率が非常に低かった。日本の人口は米国の4割にすぎないが、110歳以上の高齢者（スーパーセンテナリアン）の数は米国よりも多い。大川ミサヲは1898年に生まれ、2015年、117歳（訳注＊当時の日本最高年齢記録保持者）のとき、生まれ故郷の大阪で心不全により他界した。その約1カ月前に迎えた117歳の誕生日に、彼女は「人生は短い」と語り、長寿の秘訣を聞かれると、「私にもわからない」と冗談交じりに答えた（訳注＊現在の日本最高齢者は田中カ子、1903年1月2日生まれ）。

沖縄の人は老化の進行が遅く、心臓病の発生率も欧米の2割しかない。沖縄の100歳以上の高齢者（センテナリアン）を対象にした有名な沖縄百寿者研究（1970年に鈴木信・琉球大学名誉教授が開始し、その後、医師の兄弟であるブラッドリー・ウィルコックスとクレイグ・ウィルコックスが加わった）によれば、この地域では乳がんはまれにしかないためマンモグラフィー検診は定期的に必要なく、高齢の男性が前立腺がんを話題にしたり心配したりすることもほとんどないという。(注1) 沖縄の人々は、平均すると人生の97パーセントの期間を身体に障害のない状態で過ごしていた。日本の本土やハワイなどに移住するとこうした健康上の利点はすぐに失われてしまうことから、その長寿が遺伝的な要因とはあまり関係がないこともわかっている。沖縄は、日本で最も所得が低い地域であり、この地域には満腹になるまで食べない「腹八分目」の習慣もある。こうした経済的事情と習慣のために、長年、沖縄の人々のカロリー消費量は日本の本土の人々よりも2割少なかった。

沖縄人が長寿である理由はさまざまな側面から説明できる。日常的に身体を動かす機会が多いこと（沖縄空手やウォーキング、ガーデニング、伝統的な踊り）。土着の信仰が浸透し、ストレスを感じにくい社会であること。人間関係のつながりが豊かであること。医療システムが整っていること。だがその長寿の基盤は、何と言っても食事である。(注2) 前述した沖縄の100歳以上の長寿者研究に取り組むクレイグ・ウィルコックスによれば、この地域の伝統的な食事には次のような特徴がある。

（1）低ＧＩの野菜（デンプン質の少ない野菜。一般的には、アーティチョーク、アスパラガス、アボカド、ブロッコリー、キャベツ、カリフラワー、セロリ、キュウリ、葉もの野菜、キノコ、タマネギ、ピーマン、ほうれん草、カボチャ、トマト、ズッキーニなど）をたくさん食べる（総摂取カロリーの約73パーセント）。グリセミック指数（GI）は、食品（糖質を含むもの）が血糖値に及ぼす影響を測る指標として、およそ40年前に開発された。純粋なグルコースを基準にして、0から100までの数値で示される。純粋なグルコースのGI値は100。GI値の高い食品（70以上）は消化吸収が速く、血糖値もインスリン（血中のグルコースを細胞に運ぶホルモン）値も急上昇する。GI値の低い食品（1～55）は消化が遅く、血糖値とインスリン値はなだらかに上昇する。低GI値の食品の中には、食べても血糖値がほとんど変わらないものもある。GI値が56から69の食品は「中程度」と見なされる。

（2）豆類の摂取量が多い（主に豆腐や味噌として）。沖縄の豆腐は、本土の豆腐より水分が少なく、ヘルシーな脂肪やタンパク質が多く含まれている。

（3）水産物を適度に摂取している。特に沿岸地域の人々。

（4）肉類・肉製品の摂取量が少ない。

（5）乳製品の摂取量が少ない。

（6）適度な飲酒。

（7）カロリー摂取量が少ない。

（8）魚からオメガ3脂肪酸を多く摂取している。
（9）飽和脂肪酸に対する一価不飽和脂肪酸の比率が高い。
（10）低ＧＩの炭水化物を多く摂取している。

私はさらに以下を追加したい。

（11）果物の摂取量が少ない。
（12）タンパク質の摂取量が少ない（1日に約39グラム）。
（13）食物繊維の摂取量が多い（1日に約23グラム）。

伝統的な沖縄料理はタンパク質の含有量が特に低く、ｍＴＯＲを抑制し、ＩＧＦ-１レベルを大幅に低下させるために十分なタンパク質制限になる。

注目すべきは、野菜（特にサツマイモと大豆）の摂取量が多く、タンパク質の供給源としての肉や乳製品が少ないことだ。１グラム当たりのカロリーが少ない地元産のサツマイモは、１６００年代から１９６０年頃までこの地域の主食で、総摂取カロリーの5割以上を占めていた（意外にも、サツマイモのＧＩ値はそれほど高くない。焼いたジャガイモのＧＩ値は85だが、ゆでたサツマイモは40台半ばで、糖質とカロリーはジャガイモより少ない）。沖縄のセンテナリアン研究では、この地域の80代の人々のDHEA（デヒドロエピアンドロステロン）値を測定し、米カリフォルニア州サンディエゴ北部の丘陵地帯にある町ランチョベルナルドに住む同年代の人々と比較した。結果は、沖縄県の高齢者のほうが、値が高かった。DHEAは副腎でつくられ、血中に豊富に存在し、女性ホルモン（エストロゲン）や男性ホルモン（テストステロン）などをつくる材料（前駆体）である。DHEAは加齢とともに減少するので、身体の老化速度を示す指標になる。沖縄の高齢者は、同年代の米国人より体内で産生されるエストロゲンとテストステロンのレベルも高い。その理由は、健康的な食生活と身体を動かす機会が多いためと考えられている。

健康と長寿の秘訣が食事にあるのなら、その中でも特に重要な鍵を握るものは何だろうか。答えは、総摂取カロリーの少なさだ。カロリー制限は、酵母から哺乳類に至るまで、老化を遅らせ、寿命を延ばす最も強力な方法であることが実験で明らかになっている。特に哺乳類においては、がんを防ぐための最も強力で再現性のある手法であることもわかっている。生物がカロリー摂取量を大幅に減らすことによって、長く、健康に生きられることは、以前から知られていた。1935年にコーネル大学の著名な栄養学者クライブ・マッケイがメアリー・クローウェル、レオナード・メイナードとともにジャーナル・オブ・ニュートリション誌に発表した独創的な論文によって、カロリー制限の寿命と健康への効果に関する研究は広く知られるようになった。この論文を分析・精査するレビュー論文も大量に出され、過去数十年間に数え切れないほど他の論文に引用されてきた（注3）。栄養失調にならない程度にカロリー摂取量を減らすとラットの寿命がほぼ2倍になることを初めて実証したマッケイらの研究は、老化を遅らせることの可能性を示し、カロリー制限研究の基礎を確立した。それから約半世紀後、リチャード・ヴァインドルフとロイ・ウォルフォードは、生後12カ月（人間の30歳に相当）のラットを対象に「成体に達したあとで」カロリー制限を開始した。すると、寿命が延びただけでなく、がんの自然発生率が50パーセント以上低下した。(注4) その後数十年にわたり、実験研究によってミミズやハエ、げっ歯類から霊長類に至るさまざまな生物で、カロリー制限に抗老化効果があることが繰り返し実証されている。それらは、同じ霊長類である私たち人間にもこの効果が当てはまることを強く示唆している。多様な生物種で共通のメリットが見られるのは、高度に保たれてきた何らかの仕組みがあるためで、進化生物学的には、共通の遺伝子が関与している可能性が考えられる。

欧米文化の影響を受ける前の沖縄（第2次世界大戦後、米国が基地を設置し、数万人の軍人とその家族が移り住み、欧米式の食料品店やレストラン、ファストフードが持ち込まれた）は、カロリー制限のお手本だった。当時の沖縄の人々の1日のカロリー摂取量は約1780キロカロリー。現在、体重維持のために推奨されている量よりも11〜15パーセント少なかった（一般的な成人の1日当たりの推奨摂取カロリーは約2000キロカロリー）。同じ沖縄でも、年配者のような健康的な食生活をしていない若年層は、全年齢の中で最もボディマスインデックス（BMI）が高く、2型糖尿病と心疾患の発症リスクも高かった。

カロリー制限とは、栄養失調や必須栄養素の欠乏を伴わずにカロリーの摂取を減らすことであり、第1章で述べたラパマイシンのような薬剤と同様の長寿効果を生み出す。カロリー制限が効果を生むメカニズムは現在も研究中であり、解明されていない点もあるが、その寿命延長効果は、インスリンの働きを抑制しオートファジーを活性化させることでもたらされる、という仮説が広く受け入れられるようになっている。

2017年、ウィスコンシン大学マディソン校や米国立老化研究所などの共同研究グループは、長期間のカロリー制限がアカゲザルの健康に大きな恩恵をもたらしたことをネイチャー誌に発表した。アカゲザルは人間に類似した老化パターンを持つ霊長類で、「アカゲザルのカロリー制限のメカニズムは人間にも当てはまる可能性が高い」ことが示唆された。(注5) この研究の参加者で、著名な研究者リチャード・ヴァインドルフによれば、人間の中年後期に当たる16歳のときに30パーセントのカロリー制限を始めたアカゲザル(名前はカント)が現在40歳を優に超え(人間の130歳に相当)、アカゲザルの最長年齢記録に達している。

第3章でも言及した南カリフォルニア大学教授の生物老年学者ヴァルテル・ロンゴが率いる最近の研究は、生涯にわたって長期的にひもじい思いをしなくても十分なアンチエイジング効果は得られることを示唆している。ロンゴは「月に5日のカロリー制限を3カ月間実践し、間隔をあけて繰り返す」という「断食模倣食事法」を推奨し、「老化と加齢に伴う疾患の危険因子を減少させる、安全で実行しやすい効果的な方法」だと述べている。(注6)

この研究では、被験者は入念に練られたプロトコルに従い、初日は5割のカロリー制限食（約1100キロカロリー）、続く4日間は7割のカロリー制限食（約700キロカロリー）をとり、月の残りの日は量を気にせず好きなものを食べた。ロンゴは、この食事法の効果は5日間のカロリー制限後に起こると考えている。ただし、わずか5日間のカロリー制限でも、簡単に実行できるわけではない。実験では、被験者の25パーセントが空腹に耐えられず途中で脱落した。だが、最後まで続けた被験者（特に肥満や健康上の問題を抱えていた人たち）に、さまざまな良い効果が確認された。3カ月間の食事法の実践後に体重が（筋肉量を失わずに）減少し、血糖値、血中脂質値、コレステロール値も改善していた。しかも、これらの効果はその後、通常の食事に戻したあともさらに3カ月続いた。

世の中には、長寿や健康を実現するために、長年にわたってさまざまな形で極端なカロリー制限を行っている人々がいる。米国立老化研究所の研究によれば、これらの人々の心血管疾患や糖尿病などの危険因子は著しく低い。しかし、恩恵には代償を伴うことがある。長年にわたって極端なカロリー制限を行う人には、性欲の減退や寒冷環境下での体温維持能力の低下など多くの影響が観察されたが、それらが長期的には恩恵なのかリスクなのかはわからない、との研究では指摘している。さらに、これらの人々の多くは各種のサプリメント（栄養補助食品）を摂取していて、カロリー制限のみの影響を見ることが難しいという事情もある。はっきり言えるのは、戦前の沖縄人と同等のカロリー制限なら、安全に実践できて、かつ十分な効果も期待できるということだ。カロリー制限を極端に行う必要はない。一定程度を超えると効果が薄れる「収穫逓減の法則」を念頭に置いて実践すべきだ。

カロリー制限に関してさらに厳密に研究するため、「CALERIE」（Comprehensive Assessment of Long-Term Effects of Reducing Intake of Energy＝エネルギー摂取量削減の長期的影響に関する包括的評価）と呼ばれる先駆的な臨床試験が行われている。この評価プログラムはデューク大学医学部が運営し、米国立老化研究所が支援している。（注7）実験は、ルイジアナ州バトンルージュのペニントン・バイオメディカルリサーチセンター、マサチューセッツ州ボストンのタフツ大学ジーンメイヤーUSDA加齢に関するヒト栄養研究センター、ミズーリ州セントルイスのワシントン大学医学部で現在も進行中だが、2007年に開始されて以来、いくつか結果も出ている。実験では、正常体重またはやや肥満気味の若年から中年の成人218人を無作為に二つのグループに分け、一方（実験群）の人には2年間カロリー制限食を、もう一方（対照群）の人には通常の食事をとるように指示をした。

実験群の被験者は、摂取カロリーを従来の食事に比べて25パーセント減にするという設計だったが、実際にはそれを守れない人が相次いだため12パーセント減にとどまった。それでも、平均して10パーセントの体重減少を2年間維持するなどの効果が見られた。さらに、実験が終了してから2年後の追跡調査でも、被験者の多くが体重を維持していたことがわかった。

繰り返すが、カロリー制限は断食療法ではない。CALERIEの研究では、カロリー制限による体重変化は、通常（体重が増えた人もいた）の範囲内にとどまっていた。それにもかかわらず、さまざまな健康上のリスクが減少していた。対照群と比べて、カロリー制限をした被験者は、糖尿病、心疾患、脳卒中などの加齢関連疾患の危険因子が低かった（血圧とLDLコレステロール値が低い）。一部の炎症因子や甲状腺ホルモン（甲状腺との関連については後述する）の減少も認められた。これらの値が低いことは、長寿や加齢関連疾患の発症リスクの低下をもたらすという研究報告もある。また、カロリー制限群の人たちに、生活の質、気分、性機能、睡眠への悪影響は認められなかった。

一方、カロリー制限によって、被験者には骨密度、除脂肪体重（つまり筋肉）、有酸素能力（身体が運動中に酸素を使う能力）にわずかな低下が見られた。しかしそれは、体重減少に伴う影響であり、予想の範囲内だった。他の短期的な研究では、カロリー制限と運動を組み合わせると、骨密度や筋肉量、有酸素能力の低下を防げることがわかっている。つまり、運動はカロリー制限によって生じうるマイナス効果を消すのに役立つ。CALERIEの研究は世界各地の研究者によって継続されている。2019年にはブラジルとカナダのチームが、2年間カロリー制限を実施したグループの人は、食べ物に制限のないグループの人と比べて、記憶能力（ワーキングメモリ）にプラスの効果が見られたことを明らかにした。こうした結果は「認知機能障害の予防・治療に新たな可能性を開く」と考察している。（注8）

摂取カロリーが減ったとき、身体の中では何が起きているのか。ひもじさを感じずにカロリーを制限する秘訣は何か。後者についてはあとで説明するとして、ここではまず前者の問題について考えてみよう。

カロリー制限が成長ホルモン、さらにはインスリンとIGF-1のレベルに及ぼす影響は、「成長」スイッチ（mTOR）をオフに、オートファジーをオンにするために重要だ。アンジェイ・バルトケらのドワーフ・マウスが通常のマウスよりも長生きしたのは、成長ホルモンが欠乏していたためと考えられる。成長ホルモンの欠乏は、オートファジーと直接的に関係する。成長ホルモンが減ると、細胞内の不要物を除去するオートファジーが活性化する。また、カロリー制限という形で身体に軽い負荷がかかっても、オートファジーが活性化し、新旧タンパク質の入れ替え（ターンオーバー）や細胞の修復が促される。つまり、カロリー制限によって、身体は自分自身を修復することを強いられる。キッチンに新しい調理家電を導入するときは、古い機器を撤去しなければならない。これと同じプロセスが体内でも起きている。ある種のタンパク質や組織は破壊され、新しく形成されたタンパク質や組織に置き換えられる。これがオートファジーの本質だ。

老化のメカニズムを説明する理論の中でも、タンパク質のターンオーバーの不良を軸にしたものはとりわけ説得力がある。身体が新しいタンパク質をつくるときに、古いタンパク質の分解・処分に失敗すると、古くて損傷したタンパク質が細胞内に蓄積し、有害な影響を及ぼし始める（タンパク質は筋肉だけではなく、心臓から肌まで、身体の至るところにあり、この現象が起きる）。

バランスの取れたタンパク質のターンオーバーは健康維持にとても重要であり、それはカロリー制限によって促進される。

現在、カロリー制限の効果に注目した数多くの動物実験が行われている。カロリー制限は、老化の速度を左右すると考えられている多くのこと、たとえば、炎症、グルコース代謝、タンパク質構造の維持、細胞へのエネルギー供給能力、DNAの修復などに影響を与える。酸化ストレスも、カロリー制限の影響を受ける。生物は空気中の酸素を利用して生命活動を維持しているが、その際に副産物として、細胞や組織を傷つけるおそれのあるフリーラジカル（この単語を聞いたことがある読者は多いかもしれない）が生成される。フリーラジカルは取扱注意の物質で、蓄積すると害を及ぼし、抗酸化物質では対処できなくなる。

人間を対象にしたCALERIE研究では、これらの現象の多くが、カロリー制限の影響を受けた。カロリー制限を実行した被験者の身体ではオートファジーが強化され、老化の遅延などの効果が見られた。この分野の専門家の多くは、25歳以上の成人が摂取カロリーを15パーセント減らすと健康上のメリットが得られることに同意している。CALERIE研究を主導した科学者の1人で、ルイジアナ州のペニントン生物医学研究センターで人間の健康とパフォーマンスを研究するエリック・ラブシンは、カロリー制限によって健康寿命が4・5年延びる可能性があると指摘する。(注9)

もう一つ、重要な研究がある。セントルイス大学のエドワード・ワイスらは、ボランティアで参加した非喫煙・非肥満で健康状態が良く、あまり運動していない50代男女を三つのグループ（カロリー制限をするグループ、運動をするグループ、普段通りに生活するグループ（対照群））に分けて1年間観察した。(注10) カロリー制限をしたグループでは、摂取カロリーを1日当たり300キロカロリーから500キロカロリー減らした（これを簡単に行う方法は、後述のコラムで紹介する）。運動グループは、通常の食事をとりながら定期的に運動した。調査の結果、カロリー制限グループと運動グループでは体脂肪量が同程度に減少し、カロリー制限グループのみ、甲状腺ホルモン値が低下した。

甲状腺ホルモン値が低いのは悪いことだと思うかもしれない。実際、甲状腺機能低下症（訳注＊血中の甲状腺ホルモンの作用が低下することで引き起こされる）や甲状腺機能障害を防ぐために、甲状腺ホルモンを補充している人がいる。甲状腺の機能が過剰になる甲状腺機能亢進症という病気もあるが、甲状腺機能低下症のほうが一般的だ。首のつけ根にある甲状腺でつくられる甲状腺ホルモンは、成長や新陳代謝の促進、エネルギー産出に関わり、認知能力や骨、心血管の健康維持も助けるなど、重要な働きをしている。甲状腺の機能障害が健康に害を及ぼすのはそのためだ。だが興味深いのは、さまざまな生物において、甲状腺機能の低下が寿命延長と関連していることだ。甲状腺ホルモン値の低さは、長寿の家系に遺伝するとも考えられている。これは、甲状腺ホルモンの活動が低下すると、身体のエネルギー消費量が「成長・増殖」のモードから保護・維持（オートファジー）に移行し、結果として健康と長寿が促されるため、と考えられている。また、甲状腺ホルモン値が低いと酸化ストレスが減るという利点もある。重要なのは、カロリー制限によって甲状腺機能が正常範囲内で低下することであり、異常値になるわけではないことだ。正常範囲内にある限り、甲状腺機能の恩恵を受けながら、寿命を延ばすことが可能になる。

ワイスらは、カロリー制限と運動が（特にこれらを併用した場合に）もたらす効果の研究を続けている。最近の研究では、カロリー制限と運動を併用したほうが片方だけを実施したときよりも、代謝（主に血糖値の調節とインスリン感受性）を高めることがわかった。これは体重減少効果が同じであっても当てはまる。(注11) カロリー制限の実践方法については、第9章で紹介するプログラムで詳しく説明する。この章ではこれから、長寿の修道士についての考察に移ろう。

1日の食事から簡単に500キロカロリーを減らす方法

（1）パンを食べない。サンドイッチの代わりにサラダを食べる。
（2）甘い清涼飲料の代わりに水を飲む。
（3）コーヒーはブラックで飲む。

（4）自炊を増やす。デリバリーや外食、総菜品などが多いと摂取カロリーが増える（加工食品もカロリーが多い）。

（5）ゆっくり食べる。米国栄養士会雑誌によれば、食べる速度を遅くすると1食当たりの摂取カロリーを最大300キロカロリー、1日トータルだと500キロカロリー以上を減らすことが可能になる。（注12）

（6）朝食前に運動する。2015年の日本の研究によれば、朝食前に運動すると、夕方に同じ運動をした場合に比べて日中の代謝量が約280キロカロリー多くなる。（注13）これに「夜7時以降は何も食べない」というルールを加えると、合計520キロカロリーを減らすことが可能だ。2013年にブリティッシュ・ジャーナル・オブ・ニュートリション誌に掲載された研究によると、夜間の間食を減らすことで、カロリー摂取量を240キロカロリー減らせる。（注14）

（7）食事中は携帯電話を見ない。米国臨床栄養学会誌に掲載された研究によると、昼食中に携帯電話を見ている人は（SNS、ネットサーフィン、ゲームなど、その用途を問わず）、食事をしたことの記憶が薄くなり、満腹感も少なく、午後に軽食を口にしやすくなる。その結果、毎日約200キロカロリーを多く消費するようになる。（注15）

修道士のように長く生きる

ギリシャに、がんや心臓病、アルツハイマー病とほぼ無縁の修道士たちがいる。寿命もギリシャ人の平均より10年も長い。彼らは、ギリシャ北東部にある山間の半島、アトス山にある約20のギリシャ正教の修道院に住む。その数は約２０００人。アトス山での暮らしは、過去千年間ほとんど変わっていない。修道士の１日の大半は、掃除や料理、菜園の手入れなどの雑用に費やされる。１９９４年以来、修道士たちは定期的な検診を受けてきた。前立腺がんの発症例はわずか11人と世界平均の４分の１しかなく、肺がんと膀胱がんは１例も見つかっていない。

ギリシャ神話によると、巨人アトスから投げつけられた石をゼウスがマケドニア近くの地面に叩きつけ、それがアトス山の聖なる頂《いただき》になったという。ギリシャ本土とは地続きだが、この半島の地形は長く急峻で、荒い海に囲まれている。紀元前5世紀、ギリシャの歴史家ヘロドトスは、ペルシャの将軍マルドンがアトス山の沖で起きた嵐によって３００隻の船と2万人の兵士を失い、自国に撤退したと記している。紀元前４１１年にはスパルタ人がこの危険な海で50隻の船を失っている。現在でも、この半島には実質的にフェリーでしかアクセスできない。

伝説によると、キリストの死後、ラザロを訪れるため福音伝道者の聖ヨハネとともにキプロスに向かって航海していた聖母マリアを乗せた船が、突然の嵐に遭い、アトス半島に漂着した。

岸を歩き、たちまちこの土地の美しさに圧倒されたマリアは、息子のイエスにこの地を庭として与えてもらいたいと願った。すると「ここをあなたの遺産とし、庭としなさい。救い求めている者たちのための、楽園と安息の地に」という声が聞こえたという。それ以来、聖母マリアへ敬意を示すために、この半島は女人禁制になった。

修道士たちは3世紀頃、アトス山に定住したと考えられている。この半島が女人禁制になったのは、羊飼いの女性に修道士たちの心が乱れたからという説もあれば、何人かの修道士が聖母マリアの幻を見たと報告したあと、聖母マリアに身を捧げるために他の女性の入山を禁じたからという説もある。いずれにせよ9世紀以来、このギリシャの自治国家は修道士の聖地として認められ、男性以外が足を踏み入れることが禁じられた。現在でも、この半島を訪れる1日の観光客の数は限られており、女性の入場は禁止されている。ユネスコの世界遺産の中でも、文化（1000年の歴史を誇る宗教的な芸術作品と文書がある）と自然の複合遺産として認められた唯一の場所として知られている。

アトス山の修道院での生活は多くの神秘に包まれているが、この地域の奥深く神話的でさえある歴史を除けば、最も話題になるのは修道士たちの優れた健康状態である。それは、かつての沖縄の人々とも共通する食生活に起因している。修道士は地中海式の食事を1日に2度とる。どちらの食事も10分間で終わる。朝食は堅いパンと紅茶のみ。夕食には魚とパン、豆、自家栽培の果物や野菜をとり、赤ワインも飲む（修道士はチーズと卵を食べる。畜産と養鶏は禁止されているので、乳製品や卵は周辺の地域から提供される)。タコを捕まえ、岩に叩きつけて柔らかくし、珍味として食している海岸沿いの修道院もある。魚は、ネズミを捕るために重宝されている猫たちの餌にもなる(メス猫はアトス山に入ることを許された唯一の「女性」の生き物である。畜産と養鶏が禁止されているのは女人禁制の掟があるためだ)。

週に3日は菜食という形の断食をする。ギリシャ正教の断食では、肉、ある種類の魚、乳製品(牛乳、チーズ、ヨーグルト)、油、ワインを控える。たまにある祝祭日には、ケーキやアイスクリームなどの甘いものを少しだけ楽しむ。ギリシャ正教の聖典では、1年間に180日から200日の断食が推奨されている。

クレタ大学のギリシャ人研究者カテリーナ・サリーは、ギリシャ正教の断食が血中脂肪値と肥満にどんな影響を及ぼすかを調べるために(注16)、神聖な時期に断食を実施した(クリスマスの前の40日間、四旬節の48日間、「聖母の被昇天の日」(訳注＊8月15日)の前の15日間)被験者60人を、断食をしていないギリシャ人の成人と比較した。サリーは「ギリシャ正教の断食には、野菜をある種の魚介類とともに定期的にとるという特徴がある」と述べている。エビやイカ、タコ、ロブスター、カニなどの魚介類とカタツムリ(すべて背骨がない生き物)は、断食日でも食べることが許されている。調査の結果、断食をした人は、しなかった人に比べて総コレステロール値が12パーセント低く、LDL値も16パーセント下回った。HDL値はわずかに低かったが、LDL/HDL比は断食をした人のほうが良かった。

間欠的断食は時間制限ダイエットとも呼ばれ、何千年もの長い歴史がある（宗教の多くが断食を慣習に取り入れているのには理由がある）。断食はカロリー制限にもなるため、断食とカロリー制限の間には共通点がある。また、前述した生物老年学者ヴァルテル・ロンゴも推奨する、断食とカロリー制限を組み合わせた方法もある。

紀元前5世紀～同4世紀の古代ギリシャの医師で、医学の父と称されているヒポクラテスは著作の中で、病気もてんかんも飲食を完全に止めることによって治せると主張した。ギリシャ・ローマの哲学者プルタルコスも「健康のしるべ」と題された論考の中で、「薬の代わりに1日絶食しなさい」と書いている。中世アラブの偉大な医師イブン・スィーナーも、3週間以上の断食をたびたび治療に使った。

古代ギリシャ人は、断食とカロリー制限をてんかんの治療に用いた。医師エラシストラトスは、「てんかんを起こす者には容赦なく断食させ、そのあとも食事を制限すべきだ」と述べている。2世紀のローマ帝国の有名な内科・外科医ガレノスも、少量の食事を推奨していた。1920年代、ミシガン州バトルクリークの整骨師で信仰治療の実践者だったヒュー・コンクリンは、断食を用いたてんかん治療を現代に復活させた。その中身は、18日～25日間の「水断食（訳注＊水だけでの生活）」だった。

断食は歴史的に、身体から毒素を出し、心を清め、健康な身体を取り戻す方法として用いられた。古代ギリシャの哲学者ピタゴラスは、弟子に哲学を教える前に、40日間の断食をさせた。

それによって心が十分に清められ、生命の神秘についての奥深い教えを理解できるようになると考えていたからだ。ベンジャミン・フランクリンも、「休息と断食こそ最高の薬だ」と語っている。

南カリフォルニア大学長寿研究所の生物老年学者ヴァルテル・ロンゴと米国立衛生研究所の研究者マーク・マットソンによる2014年の査読付き論文では、「断食によってケトン体が生成されることがわかった。ケトン体は、ストレス耐性、脂肪分解、オートファジーのような代謝経路と細胞プロセスにおける強力な変化を促す。この変化を医療にも応用できる。てんかんの発作やそれに伴う脳障害の抑制、関節リウマチの改善などに、承認薬と同等の効果がある」と述べている。(注17)

ジョンズホプキンス大学医学部の神経科学教授兼米国立老化研究所の神経科学研究室長のマーク・マットソンは、この分野で精力的な研究を続けている。彼は、断食が恩恵をもたらすのは、てんかん発作に苦しむ患者だけではない(てんかんとケトジェニック・ダイエットの歴史については次章で詳述する)と考え、本書でここまでに取り上げてきたいくつかの研究にも関わってきた。特に、認知機能の改善や、神経変性疾患の発症リスクの抑制に対して断食がどのくらい効くのかに関心を持った。マットソンは、実験用の動物を隔日で断食させ、その合間の日に通常よりもカロリーを10~25パーセント抑えた餌を与えた。「これを繰り返すと、若い動物は30パーセント長生きする」と述べている。(注18) 動物の神経細胞は、断食していないグループよりも変性に対する抵抗が見られた。また、同様の研究を人間の女性を対象にして数週間にわたって実施したところ、体脂肪の減少、除脂肪体重の維持、血糖コントロールの改善が観察された。(注19)

皮肉にも、これらの反応を引き起こすメカニズムには、オートファジーだけでなくストレスも関わっている。断食中に軽度のストレスを受けた細胞は、このストレスに耐える能力、さらには病気に抵抗する能力を高めようとする。他の研究もこれを裏づけている。(注20) 断食を正しく行うと、血圧の低下、インスリン感受性の改善、腎機能や脳機能の向上、免疫機構の再建、がんなどの病気に対する抵抗力がもたらされる。ただし断食の力を最大限に引き出すには、代謝を保ちながらオートファジーを活性化させる方法が必要だ。人間の場合、身体活動のレベルにもよるが、一般的には12時間から24時間の断食によって血糖値が20パーセント以上低下し、肝臓のグリコーゲンが枯渇するため、エネルギー源として脂肪が使われるようになる。

現在はさまざまな形の「ファスティング・ダイエット」が流行しているので、間欠的断食という言葉を聞いたことがある人も多いはずだ。これらのダイエット法(や関連書籍)は、1日1食にすれば何を食べてもいいとか、週に2、3日断食すれば残りの日は好きなだけ食べてもかまわないなどと謳っている。ただしこれらの方法がすべて、健康を保ち、病気のリスクを下げるレベルのオートファジーを確実に引き起こせるわけではない。第9章で詳しく紹介するように、断食にはさまざまな手法がある。最新の研究によると、最大の効果が得られるスイートスポットは断食開始から16時間前後と考えられている。これを実践するのはそれほど難しくない。午後7時に夕食を食べて、翌朝、朝食を抜くだけでいい[注21]。これは現実的だ。このように断食の方法はさまざまだが、各手法に共通して見られる、従来の常識に反する研究結果がある。それは1日の食事の大半を、正午前後から夕方くらいまでに食べ終えるべきというものだ。

もし、地球上で最も長寿を誇る人々を研究し、その食事パターンの共通点を探ると、典型的な米国人の食生活のような「1日に3度の食事と間食」にならないことは明白だ。夕食後は何も食べず、週に数回は朝食を抜き、何日かは摂取カロリーを減らせば、身体はより健康で強靭になり、病気にかかりにくくなる。少なくとも、毎日の食事を昼間の時間帯にとったほうがいい。2019年、ペンニントン生物医学研究センターのエリック・ラブシンはアラバマ大学との共同研究で、食事の時間を制限すると、代謝や老化の指標、オートファジーにどんな影響があるかを調べた[注22]。わずか11人を対象とした小規模な研究だったが、驚くべき結果が報告された。食事の時間を午前8時から午後2時までに制限された被験者は、制限時間が午前8時から午後8時までだった被験者に比べて、24時間の血糖値が改善し、体内時計が整い、老化とオートファジーに関連する遺伝子の発現も著しく改善していた（食事をとるのに最適な時間帯がいつかを判断するのは悩ましい問題だが、読者は独自の食事時間制限ダイエットを考えなくていいだろう。のちほど選択肢をいくつか紹介する）。

食事に関する重要な戦略として、タンパク質もとりすぎないように注意しなければならない。タンパク質の摂取制限は、軽視されることが多い。タンパク質のターンオーバー（新旧の入れ替え）の重要性についてはすでに説明したが、タンパク質制限はこれと深く関係している。カロリー制限は減量に有効だが、それが大きな健康効果を生み出すのはカロリー制限によってタンパク質の摂取量が減るからだ。食べる量を減らすことに強い抵抗を感じる人や、そもそも体重を減らさなくてもいい人にとって朗報なのは、タンパク質の摂取を減らせば、カロリー制限をすることなく、健康的に年齢を重ねられることだ。タンパク質を減らすだけなので、食事を「制限」していると感じることもないため、この方法は「タンパク質循環」（プロテイン・サイクリング）と呼ばれている。

タンパク質のとりすぎで生じるリスク

タンパク質は身体の成長と修復に欠かせない。肉や卵、魚、豆類、乳製品などのタンパク質が豊富な食品は、胃でアミノ酸に分解され、小腸で吸収される。次に肝臓で身体に必要なアミノ酸が選別され、残りは尿として排出される。タンパク質は、体内のあらゆる細胞の構造を支え、皮膚や関節、骨、爪、筋肉などの構成要素になる。また、免疫機能やホルモン分泌の調節、臓器間の情報にも関与している。

成人で特に活動的でない人の場合、1日に体重1キログラムにつき0・75グラムのタンパク質の摂取が推奨されている。平均で見ると、男性は55グラム、女性は45グラムになる（肉、魚、豆腐、ナッツなどを手のひらで計って2杯分の量）。タンパク質不足は、筋力や筋肉機能の低下、薄毛、吹き出物、体重減少などを招くおそれがあるとされているが、摂食障害の人を除いてこうした症状が出ることはまれだ。むしろ厄介なのは、タンパク質の過剰摂取のほうである。

世界には、かつての沖縄やギリシャのアトス山のように、遺伝的性質や生活習慣が住民に際立った健康と長寿をもたらす「ブルーゾーン」と呼ばれる地域がある。米国では、ロサンゼルスの中心地から東に100キロほど離れた町ロマリンダ（スペイン語で「美しい丘」）が、ブルーゾーンとして知られている。2005年には、ナショナルジオグラフィック誌が世界で最も住民が長寿である三つの地域の一つとしてこの町を特集した。スモッグに覆われたロサンゼルスとは違い、ロマリンダの人口は少なく、2万3000人の住民のうち約9000人がセブンスデー・アドベンチスト教会の信者だ。同教会は暴飲暴食を避けた健康的な生活を提唱する。信者はその教えに従って生活を送り、米国人の平均よりも約10年も長生きする。同教会は信者に運動を勧め、タバコやアルコール、麻薬や刺激物などの精神に悪影響を及ぼす物質を避けるように説いている。また、食事は肉食を避け、バランスの取れた菜食をとる。豆類、全粒穀物、ナッツ類、果物、野菜のほか、ビタミンB12を含む卵、ヨーグルト、チーズ、もしくは栄養補助食品などを組み合わせたものだ。つまりロマリンダの人々の食事は、一般的な米国人よりもタンパク質（特に動物性タンパク質）の摂取量がはるかに少ない。トップクラスの科学者の研究によると、米国人の大半は人間が必要とするタンパク質摂取量の約2倍を消費しているという。

最近では、「パレオダイエット」や「原始人式（ケイブマン）ダイエット」など、タンパク質中心の食事がある種のブームになっていることも大きい。

原始人の食生活を模倣するダイエットでは、主に精製された糖質や砂糖の摂取を制限することで、健康上のメリットが得られる。だが、これらの食事法には負の側面もある。低糖質の食事（パレオ食）は動物性タンパク質の食べすぎにつながる傾向があり、さまざまなデメリットを生じさせる。(注23) 高タンパク質の食事は、次のような意外な悪影響を起こしかねない。

- **腎臓へのダメージ**　タンパク質の大量摂取は腎臓に負担をかける。腎臓は、タンパク質を構成するアミノ酸に含まれる過剰な窒素を取り除く役割を担っているからだ。特に腎疾患の持病がある人、または腎疾患の影響を受けやすい人にとって重大な問題になる。
- **体重の増加**　短期的には体重が減ることが多いが、結局、過剰なタンパク質は脂肪として身体に蓄えられ、余分なアミノ酸は尿として排泄される。
- **心臓病の発症リスクの増大**　高タンパク質の食事には心血管疾患の発症リスクを高める飽和脂肪酸とコレステロールが多い。また2018年の研究では、赤身肉を長期間摂取し続けていると、心臓病の発症に関係しているトリメチルアミンN-オキシド（TMAO）が腸内で増えることが示された。(注24)
- **がん発症リスクの増大**　高タンパク・ダイエットの多くは、赤身肉の摂取を推奨している。

赤身肉や加工肉の摂取が多いと、がん（特に乳がん、前立腺がん、大腸がん）の発症リスクが高まることが、多くの研究によって示されている。２０１４年に発表された、成人を約20年間にわたって追跡調査した大規模研究によれば、中年期における動物性タンパク質を多く含む食事は、低タンパク質の食事に比べて、がんで死亡する確率を4倍高める。これは喫煙に匹敵する死亡リスク因子だ。（注25）その原因は、タンパク質の摂取によって成長ホルモンＩＧＦ－１が増えることだ。中年期に高タンパク食をとっていた人たちはＩＧＦ－1が10ナノグラム／ミリリットル増えるごとに、がんで死ぬ確率が低タンパク食の人に比べて9パーセント上がる。同研究では、50歳から65歳までのタンパク質摂取の割合が高い人（毎日のカロリーの20パーセント以上をタンパク質から摂取している）は、全死亡率（訳注＊死因別ではない全体の死亡率）が75パーセント高く、糖尿病による死亡リスクは実に73倍にも跳ね上がった。タンパク質摂取の割合が中程度の人（毎日のカロリーの10～20パーセントをタンパク質から摂取）は、タンパク質摂取の割合が低い人（毎日のカロリーの10パーセント以下をタンパク質から摂取）と比べて、糖尿病による死亡リスクが約23倍高く、がんによる死亡リスクが3倍高かった。このことから、代謝に関して次のことが言える。

・代謝障害の発症リスクの増加　糖質のとりすぎは耐糖能異常やインスリン抵抗性を引き起こし、2型糖尿病の発症リスクが高まるという話はよく知られているが、タンパク質についてはどうなのだろうか。研究の結果、タンパク質の過剰摂取によっても、これらの疾患のリスクが劇的に高まることがわかっている。古くは１９９０年代半ばの研究でも、高タンパク食と前述の三つの疾患との関連が指摘されている。２０１７年に米国医師会雑誌に掲載された、心臓病、脳卒中、２型糖尿病で２０１２年に死亡した70万人超の分析研究では（注26）、調査対象者の約5割の死亡原因が食生活と関連していることが明らかになった。もともと糖尿病を持っている人が加工肉を多く摂取すると死亡リスクが高まった（米国では過去50年間で加工肉の消費量が約33パーセント増加）。ハーバード大学公衆衛生大学院の研究者による、医療従事者の男女を14～28年間追跡調査した縦断研究のデータ分析によれば、トランプ一組ほどの大きさの赤身肉を毎日食べると糖尿病になるリスクが19パーセント増加する（注27）。これは他の危険因子を調整後に得られた結果だ。最も悪い影響をもたらしていたのはソーセージやベーコンなどの加工された赤身肉で、加工肉1食分の半分を毎日食べることで糖尿病の発症リスクが51パーセント上昇した（米国の成人が10年以内に糖尿病を発症するリスクは平均で約10パーセント）。２０１７年のフィンランドの研究では、42歳から60歳の２３００人以上の中年男性の食事を分析した（注28）。19年間の追跡調査の結果、調査開始時点では0人だった2型糖尿病患者が４３２人に増え、動物性タンパク質の摂取量が多く、植物性タンパク質の摂取量が少ない人は糖尿病になるリスクが35パーセント高いことが明らかになった（この動物性タンパク質には、加工・非加工の赤身肉、白身肉のほか、タンやレバーなどの内臓肉も含まれていた）。

タンパク質は、糖質と同じくらいインスリン分泌を促す――このことは、いくら強調しても し過ぎることはない。糖質だけがインスリンの分泌を促す食べ物として注目されがちだが、タンパク質にも同じ作用があることを忘れてはならない。インスリンには、分解されたタンパク質から得たアミノ酸を筋肉などの組織に運ぶ仕事がある。しかし、タンパク質をとっても、糖質を摂取したときのように迅速にグルコースが細胞に運ばれない。もし、この状態が放置されると、高タンパク質の食事の摂取によってインスリンが分泌されることで血糖値が過剰に引き下げられるため、低血糖症になってしまう。そこで、身体は血糖値を高めるグルカゴンを放出してインスリンとのバランスを取ろうとする。しかし、肉や乳製品に多く含まれるロイシンやイソロイシンなどのアミノ酸は、他のアミノ酸とは異なり、インスリンの分泌を強く促すだけでなく、グルカゴンの分泌も抑制する。アミノ酸の一つであるトリプトファンも他のアミノ酸よりもインスリン分泌を促す。肉や乳製品を多く摂取すると、肥満やインスリン抵抗性（訳注＊インスリンが十分に作用しない状態）が増えるのは、これらのアミノ酸に主な原因があると考えられている。

健康を促すオートファジーは、これらのタンパク質の悪い働きをどのように正常化しているのだろうか。タンパク質（特に、動物性タンパク質）の摂取量を減らした場合、インスリンの分泌は抑えられ、それによって、グルカゴンの分泌が増えてオートファジーのスイッチが入る。そのため、タンパク質循環やタンパク質の減量を定期的に繰り返すことが断食に似た効果をもたらすと考えられる。タンパク質循環に若さを保つ効果があるのは、身体にタンパク質をつくる能力がないからだ。タンパク質の供給が減ると、身体はあらゆる手段を使って既存のタンパク質を再利用しようとする。私たちの身体はタンパク質なしでもしばらくは生きていける。それは狩猟採集時代の生活にまでさかのぼって考えてみるとよくわかる。原始の時代は、狩りがうまくいかず食べ物がまったく手に入らないことが頻繁にあったため、人類の身体はそうした状況でも生き延びられるように進化してきた。タンパク質循環はオートファジーを活性化させるだけでなく、カロリー制限や間欠的断食と同様、糖尿病やがん、心臓病などの疾患の発症リスクを抑える効果がある。これらの生活習慣病は文明が生み出したものであり、原因が食べすぎであることを忘れてはならない。

タンパク質循環は、新陳代謝を促し、健康長寿の最強のツールになるかもしれない。この方法は、厳しいカロリー制限や断食は非現実的だと感じている人にとって、特に有効だ。第9章では、自分の好みによって変えられる食事法を提案する。カロリー制限、断食、タンパク質循環を組み合わせることが効果的な人もいれば、もう少し簡単な方法を好む人もいるだろう。人によって、健康上の努力目標も違えば、その人が抱えている危険因子、ライフスタイルも異なるので当然のことだ。大切なのは、1年を通して続けられる基礎的な枠組みをつくることであり、自分に合ったやり方で実践でき、目標の達成に効果的で、習慣化しやすいことだ。

この章の最後に、乳製品について少し言及しておく。

牛乳は控える

研究によって明らかにされている乳製品が身体に与える影響（とオートファジーを抑制する作用）は、とても説得力がある。私は個人の意見として、大人は、牛のミルクからつくられた乳製品を日常的に大量摂取すべきではないと警告する。人類の祖先は、他の哺乳類と同じく乳児期はミルクを飲んでいたはずだが、離乳後に他の哺乳類のミルクやそれを原材料にしてつくった食べ物を消費することは、動物の家畜化が普及するまでは不可能だった。野生の羊が家畜化されたのは紀元前9000年頃、山羊と牛は紀元前8000年頃とされている。最古の酪農の痕跡は、紀元前4100～同3500年頃、英国で発掘された陶器にこびりついていたミルクの脂肪の残留物に見て取れる。これらの史実は、人類の進化の過程で、ミルクからつくった食べ物は比較的新しいことを示している。

「Finish your milk（牛乳を飲み干そう）」というフレーズは、1980年代から90年代にかけて流行した「Got milk?（ミルクはある?）」というフレーズや、「牛乳ひげ」（訳注＊牛乳を飲んだあと、口の周りに残ったミルクのこと）の広告の影響を受けて育った私たちの世代にとってなじみ深いものだ。あちこちで目にしたこの類いの広告は、「健康的で強く（そして人気者のスポーツ選手や有名人のように）なりたいなら、毎日牛乳を飲もう」と謳っていた。だが、成長期や発育期に牛乳を飲むのと、大人になってから乳製品をたくさんとるのとでは意味合いが違う。時間の経過とともに、初期の広告キャンペーンでつくられた牛乳の優れた健康効果のイメージは、肥満や糖尿病、アレルギー、胃腸障害やその他の慢性疾患の増加と関連しているかもしれないとの懸念によって損なわれている。多様な集団を対象とした症例対照研究（観測研究）によって、血清ＩＧＦ-１濃度と前立腺がんリスクとの間に強く一貫した関連性が示された。[注29]実験室での研究でも、ＩＧＦ-１値の増加が前立腺がん細胞の増殖を促すことが明らかになっている。

乳製品には低温殺菌という問題もある。この加熱処理によって牛乳から有害な細菌を取り除けるが、有益な細菌（プロバイオティクス）も死滅し、牛乳に含まれるタンパク質も本来の状態から変化する。そのため豊富な栄養源を含むこの飲み物は、人によっては健康問題を引き起こす原因になってしまう。また、低温殺菌によって牛乳に含まれる乳糖（ラクトース）は体内ですばやく吸収されるベータ乳糖に変換されるので、大量に飲むと血糖値の急上昇（血糖値スパイク）を起こしやすくなる。

多くの人は、牛乳に含まれるホエイプロテインとカゼインプロテインによって消化不良を起こす。ホエイプロテインを摂取するとインスリン値が上昇する（そのためインスリン抵抗性や血糖値上昇、さらには炎症が生じることがある）。カゼインプロテインを摂取するとＩＧＦ-１が分泌される（その結果、ｍＴＯＲが活性化され、オートファジーが抑制される）。カゼインは免疫反応を誘発することもあり、その場合、体内の炎症レベルも上昇する。[注30]にきびに悩むボディビルダーが多いのは、ホエイベースのプロテインシェイクやプロテインバーを常用しているからだ（合成ステロイドも炎症を助長する）。ホエイとカゼインは、以前から、にきびの発生との関係が指摘されている。第9章の実践編では、牛乳ではなくアーモンドやフラックスシード（亜麻仁の実）、ヘンプ（麻の実）ミルクなど、非動物性のタンパク質の代替食品を提案する。従来のタイプのミルクをどうしても飲みたい人には羊乳も選択肢になる。牛（や山羊）乳にアレルギーがある人でも、羊のミルクや乳製品（チーズなど）は問題なく摂取できることがある。

もし、私が、「最も問題のある食生活のパターンが何か」と尋ねられたら、「乳製品と動物性タンパク質の過剰摂取」を挙げる。砂糖や身体に悪い脂質、塩分のとりすぎが頭に浮かんだ人もいるかもしれない。だが現実には、砂糖や脂質、塩分は、加工肉や乳製品にたくさん入っている（「フライドポテトとチーズバーガーにミルクセーキ」という典型的な米国人の食事を思い浮かべてほしい）。また、乳製品や動物性タンパク質に、オートファジーを抑制させる3種類のアミノ酸（ロイシン、イソロイシン、バリン）が多く含まれていることはあまり知られていない。これらは、その分子構造から「分岐鎖アミノ酸」（BCAA）と呼ばれている。体内で特定の機能を果たす必須アミノ酸は文字通り不可欠であり食事からとる必要があるが、過剰摂取している人が多く、健康に大きな影響を及ぼしている。動物由来のBCAAの摂取量を減らすと代謝が改善することは立証されている。最近の研究では、ホルモンやエストロゲン受容体にも影響を与えることが明らかになっている。

たとえば2019年のネイチャー誌の報告によると、乳がん治療中の女性がロイシンを多く含む食品をとると、タモキシフェンなどの抗がん剤の効き目がなくなった。(注31) mTORを活性化し、細胞の分裂と増殖を促すロイシンは、正常な細胞だけでなく乳がん細胞の増殖も促進する。ロイシンの濃度が低下すると、これらの働きは抑制される。つまり、ロイシンの摂取量を極力減らせば、細胞の増殖が抑えられると同時に、がんの進行を食い止める効果がある。食事でがんに対抗することは可能だ。女性の8人に1人が生涯に乳がんを発症する。さまざまなタイプの乳がん細胞の大半(75パーセント)はエストロゲン受容体を持っており、それらの細胞は成長のためにエストロゲンやプロゲステロン(訳注*ともに女性ホルモン)を必要とする。一般的に、筋肉をつけるためにプロテイン飲料やプロテインバーを大量に摂取すると、がんの発症リスクが高まるのは、BCAAが含まれているためだ。

もちろん、BCAAは体内で重要な役割を果たし、成長と修復のために欠かせない。だから、BCAAは植物由来のものを程よくとるように心がけるべきだ。また、オートファジーを活性化させようとしている時期には、BCAAの摂取を控えたほうがいい。繰り返すが、第9章で紹介する食事法に従えば、あまり意識しなくても、BCAAの摂取量を減らしたい時期に、自動的に減らすことができる。

第5章

小児てんかんと世界的サイクリスト

古代ギリシャでは、てんかんは「転倒病」と呼ばれていた。てんかんの発作は、突然身体が引きつり、全身がけいれんし、麻痺の兆候を示し、ときには口から泡を吹くこともある。発作の原因が何なのか、当時は誰にもわからなかった。古代ギリシャ以前の古代バビロニアでは、悪魔や幽霊に一時的に取りつかれて発症すると信じられていた（古代バビロニア語では、「急に動きが止まる」を意味する動詞に「悪魔に取りつかれる」という意味もあり、その言葉はてんかんも表していた）。もちろん現代では、てんかんが超常現象とは無関係であることがわかっている。てんかんは脳の神経細胞が正常に機能しなくなることで起こる。いつ発作が起きるかはわからない。発作が起こると、けいれんが止まらなくなったり、「前兆」と呼ばれる異常な感覚が生じたり、意識を失ったりする。「転倒病」と呼ばれていたのもそのためだ。これは神経疾患の中で発症例が4番目に多く、あらゆる年齢の人々に見られる。先天的なケースも、成長とともに発症するケースもあり、子どもの頃には症状が見られたが、大人になってからは治まる場合もある。だが多くの場合、生涯続く。

発作にはさまざまな種類があり、てんかんの原因としては遺伝や発達障害、頭部外傷、脳関連疾患、感染症に至るまでいくつもある。だが幸い、今日では薬物療法や食事療法、場合によっては手術など、効果的な治療法がある。中でも食事療法には長い歴史があり、何千年もの間、医師がてんかんの治療に用いることのできた唯一の方法だった。現在でも、食事療法は薬を使わずに症状をコントロールできる最も効果的な方法の一つだ。食事とてんかんに関わる脳機能との関係は、観察によって明らかにされた。古代ギリシャの時代から、先見の明のある医師たちは、患者の食事の量を減らしたときに何が起きるかに注目した。ただし、てんかんの原因が正しく理解されるまでには、それから数千年もかかった。

近代的な農業や食品流通産業が発展する以前、人類はたびたび、深刻な飢饉を経験してきた。紀元前5世紀以来、ギリシャの医師は、軽度の飢饉がてんかん患者に与えた影響を観察し、てんかん患者に断食や定期的な食事制限を勧めてきた（バビロニア人とは違い、悪魔祓いの祈祷師は呼ばなかった）。1900年代前半、フランスと米国の医師が、てんかんの治療における断食に再び注目した。1920年頃、医師たちは断食や飢えた状態にある患者の呼気にアセトンが、血中にベータ・ヒドロキシ酪酸がそれぞれ含まれていることに気づいた。ミネソタ州ロチェスターのメイヨークリニックの内分泌学者ラッセル・ワイルダーは、脂肪酸からケトン体をつくるケトン体生成（ケトジェネシス）がその原因と考えた。アセトンとベータ・ヒドロキシ酪酸は、特定の条件下で自然に産生される三つのケトン化合物のうちの二つであり、患者が断食をしたときや飢饉で糖質の摂取が不足しているときに生じていた。ケトンは肝臓でつくられる水溶性の分子だ。子どもが長期的に栄養不足の状態に陥るのは良くないため（成長や発達を阻害する）、ワイルダーはてんかんの子どもの治療のために、高脂肪、低糖質の食事を与える「ケトジェニック・ダイエット」を考案した。そして、この食事法には、断食と同等のてんかんの症状を緩和する効果があり、その効果をはるかに長い期間保つことができると主張した。

ケトジェニック・ダイエットの考案者として知られるワイルダーは、医学界のさまざまな分野での先駆者でもある。新陳代謝と栄養の専門家として名高く、キャリアの大半を（特に子どもの）1型糖尿病患者の治療に捧げた。トロント大学のカナダ人医師らがインスリンを発見すると、すぐに臨床使用を主導した（それまで1型糖尿病患者は長生きできないことが多かった）。インスリン投与量の決定でも重要な役割を果たし、1931年にメイヨークリニックの医学部長となり、栄養面の研究を推進した。米国糖尿病学会の発展にも大きく貢献し、引退間近の1947年には会長に就任している。

1960年代、シカゴ大学のピーター・フッテンロッヒャーは、食事中の飽和脂肪酸を、中鎖脂肪酸（MCT）と呼ばれる飽和脂肪酸の一種に置き換える方法を考案した。ケトン体はMCTから効率的につくられるため、食事療法に取り組む人は、標準的なケトジェニック・ダイエットよりも糖質を多く摂取できるようになる（欧米式の食事において、脂質の大半は炭素数が13個から21個の長鎖脂肪酸だ。一方、ＭＣＴに含まれる中鎖脂肪酸の炭素数は6個から12個。「ＭＣＴオイル」を知っている人も多いはずだ。ＭＣＴは認知機能の改善や体重管理に役立つことが実証されている。ココナッツオイルが健康に良いと謳われているのも、ＭＣＴが多く含まれているからだ）。１９７０年には、ジョンズホプキンス病院のサミュエル・リビングストンが、１０００人超の小児てんかん患者を対象に、ケトジェニック・ダイエットの食事療法を行った。その結果、50パーセント以上の患者が発作を完全にコントロールできるようになり、27パーセントの患者はコントロールが改善したと報告した。けれども、医師が抗てんかん薬を利用できるようになると、ケトジェニック・ダイエットは人気を失った。１９９４年、ハリウッドの映画プロデューサー、ジム・エイブラハムは、息子の重度のてんかん発作の治療法を必死に探し求めていた。その頃、ジョンズホプキンス大学医学部で小児てんかんを研究していた60歳の小児神経科医ジョン・フリーマンは、難治性てんかんに対して薬を使わず、副作用のないケトジェニック・ダイエットの復活を提唱し、医学界の常識に挑戦していた。この2人が出会い、フリーマンのもとでケトジェニック・ダイエットを開始したところ、2日もたたないうちにエイブラハムの息子の発作は治まった。１９９４年に大手テレビ局ＮＢＣの番組『デイトラインＮＢＣ』でこのエピソードが取り上げられたことで、ケトジェニック・ダイエットは再び脚光を浴びた。現在、この食事療法は他の治療法とともに主流の治療法と見なされるようになり、45カ国以上で実施されている。抗てんかん薬とケトジェニック・ダイエットを併用することで、多くの患者が発作をうまくコントロールできるようになっている。

てんかん患者の脳にケトジェニック・ダイエットがどんな影響を及ぼすのかは、長い間よくわかっていなかった。だが2005年のエモリー大学健康科学センターによる画期的な研究によって、この食事法が脳のエネルギー代謝に関わる遺伝子に変化を生じさせ、それがてんかん発作の誘発にさらされるニューロンの機能の安定につながっていると考えられるようになった。(注1) 最近の研究によれば、この食事法は自閉症、脳腫瘍（特に膠芽腫）、多嚢胞性卵巣症候群、肥満やメタボリック症候群、にきび、筋萎縮性側索硬化症（ALS、あるいはルー・ゲーリック病）、アルツハイマー病、パーキンソン病、糖尿病、気分障害、うつ病に有効な追加的治療法になる可能性がある。マウス実験では、海馬の記憶障害が改善され、健康寿命が延びた。(注2) このようにケトジェニック・ダイエットは、脳だけではなく全身に良い影響をもたらす。

ケトジェニック・ダイエットの勘所は、糖質を可能な限り減らし、脂質を多く（総摂取カロリーの7～8割を脂質にするのが一般的）、タンパク質を適度にとることだ。この食事法は、「身体の基本的な機能を維持するためには、本当に糖質が必要なのか」という疑問を提起する。よく、「ブドウ糖（グルコース）は身体の主なエネルギー源で、特に脳を動かすのに欠かせない燃料」と言われている。また「脂肪の摂取量は1日の総摂取カロリーの2割以下に抑えるべき」との指摘もある。実際のところ、データは何を示しているのだろうか。

アスリートの持久力実験で解き明かされた秘密

糖質は実質ゼロ、ほとんどが脂質の食事で最高の運動パフォーマンスが得られることが、いくつかの実験で示されている。すでに１９８３年には、研究医のステファン・フィニーが、マサチューセッツ工科大学、ハーバード大学の研究者らと、世界トップクラスの自転車選手を対象にして4週間にわたるケトジェニック・ダイエットの実験を行っている。(注3) 結果は、被験者の一部の持久力がアップするという、従来の常識では考えられないものだった。サイクリストたちの食事は、総カロリーの15パーセントがタンパク質、83パーセントが脂質で、糖質は３パーセント以下（1日20グラム以下。ジャガイモ1個、ハンバーガーのバンズ半分、パスタの小皿に相当する）だった。この食事実験の前後に最大酸素摂取量と持久力のテストを行った。この実験はとても小規模だったので、実験結果の信頼性には少し問題があった（被験者の1人の運動能力が食事実験後に低下し、それが全体の結果に影響した。だが、のちにこの被験者の能力低下の原因は過度のトレーニングによるものと判明した。この異常値を除くと、被験者の持久力は平均して13パーセント向上していた）。それでもこの実験は、その後の研究で明かされていく食事に対する新たな考え方の端緒になった。当時、フィニーはこの分野の「異端者」と呼ばれ、ほとんど注目されていなかったが、のちにカリフォルニア大学デービス校の名誉教授となり、２０１８年まで持久力系の

スポーツ選手を対象にした研究結果を発表し続けた。（注4）

だが1980年当時、減量やアスリートのパフォーマンス向上、心臓病予防のために、脂質たっぷりの食事をとろうと真剣に考える人はいなかった。「脂肪を食べれば体脂肪が減り、速く走れるようになり、心臓病を避けられる」という主張は、理屈に合わないとされた。しかし、時代は変わった。今日では、フィニーをはじめとする世界各地の研究者が、ケトジェニック・ダイエットの効果を示す多くの証拠を提供している。（注5）その恩恵を受けるのは持久力系アスリートやてんかん患者だけではない。フィニーは現在、減量や糖尿病治療の研究に取り組んでおり、低糖質、高脂質の食事によって自らの造語である「栄養的ケトーシス状態（nutritional ketosis）」を導き、糖尿病予備軍や糖尿病患者の症状改善を目指す会社、バータ・ヘルスも創設している。この方法によって、わずか10週間で糖尿病が治り、インスリンを必要としなくなる患者もいる。これは驚くべきことだ。食事を変えることで、糖尿病のような重大な病気の症状を数週間で抑えられるようになるのなら、糖尿病ではない人にも大きな効果が得られるはずだ。

ケトジェニック・ダイエットの科学

ケトジェニック・ダイエットは代謝的、生理学的に見て、多くの点で断食に似ている。それもあって、私は2013年にこの食事法についての研究論文を読み、自己実験を始めた。結局、菜食のケトジェニック・ダイエットを3年以上続けることになった（これについてはあとで詳しく説明する）。私の疑問は、この食事法によって、「mTORを抑制し、オートファジーを誘発する」という断食と同様の効果を得ながら、同時に十分なカロリーを摂取できるのか、だった。幸い、適切に行えばそれは実現できそうだった。だが残念ながら、カロリー制限や断食、タンパク質制限とは異なり、ケトジェニック・ダイエットにはそれを習慣的に実践していて、かつ際立った健康効果が見られる特定の集団（ラロン症候群の低身長症患者、沖縄の100歳以上の人々、ロマリンダの完全菜食主義者、アトス山の修道士など）が見当たらない。もしこうした集団がいれば、臨床試験を行わなくても、この食事法が長期的にどのようなアンチエイジング効果をもたらすかを調べられる。だがそれが叶わないので、ケトジェニック・ダイエットが作用する仕組みや、他のライフスタイルによってもたらされるmTOR／オートファジーのスイッチの切り替えによる健康効果となぜ似ているのか、科学的に検証しなければならない。

ケトーシス状態を導くカロリー計算

平均的な体重（約68キログラム）の男性の全身には5リットルの血液が流れており、血中には常に約80キロカロリーのグルコース（ブドウ糖。角砂糖6〜7個相当）が存在する。筋肉に蓄えられたグルコース（グリコーゲンと呼ばれる）は約480キロカロリーで、肝臓にも約280キロカロリーが貯蔵され、合計約880キロカロリーがすぐに使える状態になっている。体重68

キログラムの人が1時間に消費するカロリーは、睡眠時で約48キロカロリー、静かに座っているときで68キロカロリー、買い物や雑用などの軽作業時で102キロカロリー、家事やガーデニングなどの作業時で170キロカロリーになる。夕食を午後6時にとり、その後4時間静かに過ごしてから就寝し、8時間眠ったとすると、朝6時までにグルコースやグリコーゲンの4分の3が消費される（体重や身長、年齢、ジェンダーによって消費カロリーは異なる。これらの計算の基礎となった研究では、「平均的な体重（約68キログラム）の男性」を想定したものが多い。現在、米国人男性の平均身長は175センチをわずかに超え、平均体重もこれより約9キロ重い。ただしここでの説明では、68キログラムを標準体重として説明する）。

糖質を12時間以上とらないでいると、体内に蓄えられたグルコースとグリコーゲンが使い果たされ、体内の「本物」の貯蔵エネルギー源である脂肪が燃やされ始める。体重約68キログラム、体脂肪率22パーセントの男性の場合、約15キログラム、13万5000キロカロリー分の脂肪組織に蓄えられた中性脂肪（トリグリセリド）を利用できる（体脂肪22パーセントは男性だと「やや太りすぎ」だ。それでも、現在65歳以上の米国人の約半数が当てはまる「肥満」（体脂肪率25パーセント以上）の人よりは脂肪の割合が低い）。1日の平均的な消費カロリーは2000キロカロリー前後なので、脂肪がこれだけあれば、数カ月間の断食や飢饉を切り抜けられる。

体内に蓄積されたグルコースとグリコーゲンが使い果たされ、次に脂肪が燃焼され始めると、肝臓はケトン体と呼ばれる代替の燃料を生成する。ケトン体が血中に増えると「ケトーシス状態」になる。断食をしたときや、長時間睡眠でグルコースをすべて消費して起床したとき、あるいは激しい運動をしたあとなどに、誰でも軽いケトーシス状態を経験している。ケトーシスは人類が進化を通して得た重要な適応だ。この仕組みによって、食料を見つけるのが難しいとき、身体に蓄えた脂肪を燃焼させることで生き延びられる。『ヒトはなぜ太るのか？　そしてどうすればいいか』（太田喜義訳、メディカルトリビューン）の著者である科学ジャーナリストのゲーリー・トーベスによると、「この軽度のケトーシスは、人間にとって正常な代謝状態と言える。なぜなら、人類史の99・9パーセントにおいて、私たちが普段口にしているような糖質の食べ物は存在していなかったからだ。人間にとってケトーシスは、ごく自然な状態であるだけではなく、非常に健康的な状態である(注6)」。

人類は進化の過程で、カロリーが豊富な食べ物として脂肪（特に肝臓、脳、骨髄などの脂肪組織）を求めてきた。タンパク質だけでなく脂肪も豊富な大型動物（マンモスや毛サイ、オオナマケモノなど）が北半球から姿を消したのは、人類が生息地を広げたことが一因とされている。また、地球史からすればごくわずかな期間だが、人類が2万年もの間、氷河期に苦しめられたことも忘れてはならない。氷河期では、糖質の食べ物は夏の時期にしか手に入らなかった（現在でもアラスカやカナダ北部などの北極圏ではそうである）。これは人間が甘いもの、特に糖質を好むようになった理由かもしれない。夏にしか口にできない炭水化物をできる限り摂取するように、糖質の食べ物を特別においしく感じる仕組みが自然の摂理によって備わったのだろう。だが狩猟採集時代、夏以外の季節では、私たちの健康を保ち、引き締まった身体にし、元気にしてくれた食べ物は脂肪だった。

糖質をとると、インスリンの分泌が促される。糖質を過剰に摂取して大量のインスリンが分泌されると、脂肪がつくられ、身体に蓄えられる。その結果、脂肪を燃やす能力も低下する。加工食品メーカーは、高糖質の加工食品に「低脂肪」という宣伝文句を使う。こうした加工食品を食べると血糖値は急激に上昇し、食欲は増進し、インスリンが分泌され、脂肪は蓄えられ、「節約」のために脂肪燃焼を抑え込む。代謝のスイッチが「成長モード」に切り替わったままになるため、オートファジーは強く抑制される。糖質摂取量が多いと死亡率が高くなり、脂質の摂取量が多いと死亡率が低くなる（心血管疾患の発症リスクも低下させる）ことは、20年以上前の研究ですでに示されている。最近では2017年に、複数の有名研究機関の研究者が、18カ国の35～70歳の13万5000人強の被験者を対象に、平均7・4年間にわたって追跡した研究結果が医学誌のランセットに発表された。(注7) 被験者が自分で書いた食事記録をもとに、糖質、脂質、タンパク質の摂取量を割り出し、その量に応じてグループ分けして、心血管疾患や脳卒中、心不全、死亡などの発症リスクとの関係を分析した。

その結果は、従来の常識に反していた。糖質の摂取量が最も多いグループ（毎日のカロリーの77パーセント）のほうが、最も少ないグループ（毎日のカロリーの46パーセント）よりも死亡リスクが28パーセント高かったのだが、脂質の摂取量が最も多いグループ（毎日のカロリーの35パーセント）は、最も少ないグループ（毎日のカロリーの10パーセント）よりも死亡率が23パーセント低かったのだ。さらに、脂質の種類別に見ると、多価不飽和脂肪酸（コーン油、大豆油、綿実油、グレープシードオイルなど）と一価不飽和脂肪酸（アボカド、オリーブオイル、べに花油、なたね油など）を多く摂取していたグループの死亡リスクは、それぞれ20パーセント減、19パーセント減となった。これらの脂質に比べると健康的ではないバターや動物の肉に含まれる飽和脂肪酸を多く摂取したグループでさえ、死亡リスクは14パーセントも低かった。

この研究には欠点がある。まず、さまざまな食品に含まれる糖質を同一のものとして扱っている（野菜に含まれる糖質と、精製穀物の糖質は違う）。また、被験者が書いた食事記録に基づいているため、科学的な精度を欠いている。それでもこの研究は、低脂肪食の推奨から糖質の摂取制限へと社会の注目を移すという研究者らの目的を達成した。現代人を死に追いやる犯人は、多くの場合、精製糖質の多い食事だ。研究者らはこう結論づけている。「糖質摂取量の多さは総死亡率の高さと密接に関係している。ところが、脂質の摂取量の多さは総死亡率の低さと関連する。各タイプの脂質、脂質全体とも、摂取量の多さは心血管疾患や心筋梗塞になるリスク、心血管疾患の死亡率とは関係がなく、飽和脂肪酸の摂取量の多さは脳卒中の発症リスクと逆の相関（訳注＊摂取量が多いほど、発症が少ない）があった。世界各国の食事のガイドラインは、これらの知見を踏まえて再検討すべきだ」。最後の一文が特に重要だ。私は、世界中で食生活のルールを変える取り組みがもっと増えることを強く望んでいる。

体重が増える主な原因は、脂質ではなく、高糖質の食品を摂取するからだ（食肉用の動物を太らせるためには、繊維の多い低糖質の牧草や干し草ではなく、高糖質のトウモロコシや穀物などが使われる）。だからこそ、低糖質の食事がときに劇的な減量をもたらす。精製糖質の摂取を絶え間なく続けていると、インスリンが常に分泌されるため、脂肪を分解して燃焼させる働きが抑えられてしまう。身体はグルコースに依存するようになり、血中のインスリン濃度が高いので、体脂肪にアクセスできずエネルギーを取り出すことができない。このとき、身体は常にエネルギーを欲している状態にある。だから、肥満の人たちは減量したいと思っていても、さらに炭水化物を食べ続けようとする。高糖質の食品の大量摂取をやめ、食事から多くの健康的な脂質をとらなければ、インスリンの過剰な放出は続き、糖尿病になる可能性もある。実際、2型糖尿病の治療法として、加工・精製食品を使わないケトン体生成を促す食事への切り替えが次第に広まりつつある。数十年前からステファン・フィニーが主張していた考えが、科学の裏づけを得たことで、ようやく受け入れられるようになってきた。

インスリン抵抗性や糖尿病とは無縁の人も、ケトジェニック・ダイエットが糖尿病などを改善するメカニズムを理解しておくことは役に立つ。ケトン体生成がもたらす脂肪燃焼と体重減少の強力な効果を理解し、正しく用いれば、オートファジーをうまく活性化できるようになるからだ。糖尿病とは、代謝（訳注＊体内では生命維持のためにいろいろな物質が分解・合成されるが、その調節機能が「代謝」）が正常に働かなくなることで起きる身体の不具合と言える。システム不良や部品の損傷によって正常に動かず、異音を発している機械のようなものだ。ケトジェニック・ダイエットはこうした故障を修復し、エンジンを清掃してチューンナップする。その結果、身体は新品のように機能し始める。

バータ・ヘルス社の医療ディレクター、サラ・ハルバーグ医師は、フィニーと共同研究を行っている。インディアナ大学アーネット病院における医師による減量プログラムの開発者・医療ディレクターでもある彼女は、同僚とともに、349人の2型糖尿病患者を対象にした研究を行った。(注8) 一方のグループは医師の指示のもとで1年間にわたって標準的な糖尿病の治療を受け、もう一方のグループはケトジェニック・ダイエットを実践した。後者のグループは、1日の糖質摂取を30グラムに抑えることから始め、その後もケトーシス状態を保つために糖質のレベルを調整した。このグループの被験者は、ケトーシス状態の維持を確認するために保健師や医師の定期的な指導を受け、血糖値、ヘモグロビンA1c値、血中ケトン値などの頻繁な測定を行った。また、体重と薬剤の服用状況も記録された。

1年後、ケトジェニック・ダイエット群の患者は、体重が12パーセント減少していた。また、ヘモグロビンA1c値も低下していた。これは血糖値の改善を示している。ヘモグロビンは赤血球に含まれる酸素を運ぶタンパク質で、血液中のグルコースと接触すると、糖化のプロセスによって糖と結合する（糖化とは、糖分子がタンパク質などと結合して、変性・劣化する反応を指す化学用語である）。そのため、ヘモグロビンの糖化は血糖値の指標にもなる。定期健康診断では、通常、ヘモグロビンA１c値が測定される（赤血球の平均寿命は約4カ月なので、過去1～2カ月の平均血糖値がわかる）。ケトジェニック・ダイエット群では、インスリンを処方されていた患者のうち94パーセントが、インスリンの処方を完全にやめるか投与量を減らすことができ、経口糖尿病薬のスルホニル尿素薬を服用していた患者も、全員服用をやめることができる状態に回復した。ケトジェニック・ダイエットを実践しなかったグループの患者は、ヘモグロビンA１c値、体重、糖尿病薬の使用に変化がなかった。前述のように、ケトジェニック・ダイエット群は保健師や医師による継続的な指導を受けていたため、患者は食事療法を中断しにくい状況にあり、それが劇的な改善をもたらしたとも考えられる。２０１８年に発表されたこの研究は、ケトジェニック・ダイエットが2型糖尿病の治療に極めて効果的であることを示した。

ヘモグロビンA１cが5パーセント未満で、空腹時血糖値が75～90ミリグラム／デシリットルの人は、他の要因を除くと、静脈や目の状態が良好で、心血管疾患、がん、アルツハイマー病の発症リスクが大幅に低い。

ケトン体は糖尿病患者でなくても、あらゆる人に代謝を改善するという恩恵をもたらす。ある著名な研究者は、ケトーシス状態にあるとき、「身体はすべての代謝機能を再編成している」と述べている。(注9) 血糖値やインスリン感受性、炎症レベルが改善し、抗酸化物質の産生が促される。また、動物の長寿と関連があるサーチュイン遺伝子（訳注＊長寿遺伝子とも呼ばれ、活性化させると老化を遅らせることができる）も活性化させる。そのうえ、糖分への欲求や飢えを抑える効果もある。お腹いっぱい食べなくても食事に満足しやすくなり、計算をしなくても摂取カロリーを制御できるようになる。たとえば、ケトジェニック・ダイエットによく用いられるアボカドや葉もの野菜、植物性タンパク質を食べすぎることはめったにない。

代謝を改善し、糖尿病患者を生涯にわたる薬物治療から救うための研究に加えて、ケトジェニック・ダイエットが中枢神経系を含む神経系にどんな影響を及ぼすかについても、現在多くの研究が進行中だ。代謝は、身体のあらゆる仕組みと関係している。脳の代謝ですら、身体の代謝の影響を受けている。２０１７年に報告された小規模の予備的研究を見るとそれがよくわかる。カンザス大学のケトジェニック・ダイエット治療を3カ月間受けたアルツハイマー病患者は、認知機能障害の度合いを評価するアルツハイマー病評定尺度（ADAS-cog）が平均４ポイント改善した。(注10) この研究では、食事に含まれる脂質の割合を70パーセントにしていた。この研究結果を国際アルツハイマー病会議で発表したラッセル・スワードローは、「私が知っているアルツハイマー病の介入研究の中で、ADAS-cogが最も改善した事例だ」と述べた。(注11) この研究結果の再現性を上げるため、より多くの被験者を対象としたさらなる研究の実施を求めている。アルツハイマー病は「3型糖尿病」と呼ばれることが増えてきている。その理由は、インスリンの機能不全が病気に深く関係しており、2型糖尿病患者がアルツハイマー病を発症する確率がそうでない人の2倍以上であるためだ。2015年前半に、高齢者を対象にした5年間にわたる大規模のランダム化比較試験の結果が公表された。それによると、オリーブオイルやナッツ（多価不飽和脂肪酸や一価不飽和脂肪酸が豊富に含まれている）を含む地中海式の食事は、認知機能の改善につながるという。(注12)

カリフォルニア大学デービス校とバック老化研究所の研究チームがそれぞれ独自に実施した2017年のマウス研究でも、ケトジェニック・ダイエットは長寿だけでなく高齢動物の記憶の改善にも効果があることが示された。セル・メタボリズム誌に掲載されたこの研究結果は、ケトジェニック・ダイエットが長寿と健康寿命（人が健康的な生活を送れる期間）を向上させる可能性を示唆している。(注13)実験では、中年期以降のマウスを3グループに分け、一つのグループには、げっ歯類の動物に餌として与えられることの多い高糖質食（実質的な対照群）、二つめには低糖質・高脂肪食、三つめには糖質をゼロに抑えた厳格なケトジェニック・ダイエットに基づく食事を与えた。研究者は当初、高脂肪食を食べたマウスは肥満になり、早死にするかもしれないと懸念していたため、三つのグループに与える食事のカロリー量を同じにした。研究の目的は、減量効果ではなく、代謝と老化について調べることだった。実験では、さまざまな年齢のマウスに、迷路で出口を探させる、平均台の上でジャンプさせる、回し車を走らせるといったタスクを与えた。さらに、RNAの配列の解析によって心臓機能と遺伝子の発現調節に変化があるかどうかを調べた。その結果、空腹時によく見られるインスリンシグナル伝達および遺伝子発現のパターンが、ケトジェニック・ダイエットでも生じることが示された（想定内の結果と言えた）。

どちらの研究でも、ケトジェニック・ダイエットによって、中年期のマウスの寿命、記憶テストの結果、加齢関連の炎症マーカーが改善した。一方の研究では、ケトジェニック・ダイエットが高齢マウスの体力維持にも効果があることが明らかになった(注14)（余談だが、加齢の影響を調べる体力測定では、握力と歩行速度が測定されることが多い。この二つは、基礎体力の老化度合いを測る効果的な尺度になる）。これ以前の研究でも、食事によって産生されるケトン体（特にベータ・ヒドロキシ酪酸）が身体のエネルギー源になるだけでなく、細胞のシグナル伝達が生じることもわかっている。(注15)ベータ・ヒドロキシ酪酸によって生じる細胞シグナル伝達は、老化を促す酸化ストレスに対する抵抗力を高めると考えられている。

ケトーシスとオートファジー

ケトジェニック・ダイエットの継続によって、体内にカロリー制限や断食と似た作用が生じるとしたら、それはオートファジーの引き金になりうると読者は思うだろう。実際、ケトーシスにはオートファジーのスイッチを入れる働きがある。ただし、オートファジーが活性化していなくてもケトーシス状態になることも、ケトーシス状態ではなくてもオートファジーが活性化されることもある。つまり、この二つは常に綱引きをしているわけではない（そのため、体内のケトン体の量を調べても、オートファジーがオンになっているかどうかわかるわけではない）。どちらか一方、または両方の状態になるかどうかは、何をいつ食べるかに影響を受ける。オートファジーはエネルギー不足のときに活性化し、グルコースやタンパク質の摂取量制限、断食、運動などによって誘発されることを思い出してほしい。オートファジーをオンにするためには、低インスリン、低ｍＴＯＲ、高ＡＭＰＫレベルの状態が必要だ。肝臓のグリコーゲンや体内の糖質が欠乏状態になると、身体はケトン体を生成する。細胞を動かす燃料としてグルコースを利用できなければ、身体は脂肪を原料にしてケトン体の生産を開始する。ここから言えるのは、ケトーシス状態を保つがオートファジーを抑制する食事はありえるということだ。同様に、ケトーシス状態であることがオートファジー活性化の必須条件ではない。ケトーシス状態でなくてもオートファジーをオンにするためにダイヤルを回すことができる。つまりここでも、鍵を握るのは食べ物だ。食事の構成、カロリー摂取量、間欠的な断食をしているかどうかなどが影響する。

　ケトーシス状態であることは、低インスリン、低血糖、低ｍＴＯＲレベルなど、オートファジーの前提条件の多くを満たしている。日常的に糖質やタンパク質の摂取量が低い人は、体内に蓄えられたグルコースを最初に使う人に比べて、オートファジーを活性化しやすい。この状態をたびたび経験すると、身体は脂肪燃焼モードへの切り替えが得意になるので、食事を抜いたり、何日も断食したりしても強い空腹感は覚えなくなる。オートファジーとケトーシスを同時に活性化させる最も自然で効果的な方法は、数日間の断食だ（第9章で説明する、本書の実践プログラムの中でもオプションとして設定している）。断食により、食べ物によるエネルギー摂取が途絶え、ケトン体の生成が促される。断食を除けば、間欠的断食（1日2食以下）を取り入れた治療的なケトジェニック・ダイエットが、オートファジーを活性化させる食事に最も近い。ケトジェニック・ダイエットの実践中にオートファジーをオンにするには、食事の頻度を減らし、時間制限食（1日のうちに食事をする時間帯をたとえば8時間に制限するなど）を実践し、タンパク質を過剰に摂取せず、身体を活発に動かすことなどが必要だ。ただしこれらの原則は、ビーガン、肉食ダイエット、パレオダイエットなど、他の食事法にも当てはまる。第9章では、オートファジーとケトジェニック・ダイエット双方のメリットのバランスをどう取るか、自分で選択できるプログラムを紹介する。1年を通じて、何度も両方の状態になるのが理想的だ。

ケトジェニック・ダイエットは万人向けではなく、1年中続けられるものではない。私の場合、一定の間隔を置き、オートファジーを促す間欠的断食とカロリー制限を組み合わせたプログラムを散発的に実践している。ケトジェニック・ダイエットは実践すべきではない時期がある。残念ながら、ケトジェニック・ダイエットの支持者は、この重要なポイントを見逃していることが多い。2018年、ケトジェニック・ダイエットは医師や栄養士が選ぶ「最高の食事法」で、ランキングの下位に沈んだ。その理由は、多くの人がベーコンなどの加工肉を毎日の軽食にし、飽和脂肪酸を含む食材を好きなだけ食べていいという誤った認識のもとで、この食事法を実践しているからだ。ケトジェニック・ダイエットでは脂質の多い食事が推奨されるが、どんな脂質をとるかには慎重であるべきだ（チーズやバター、乳製品、肉から得られる「悪い脂質」を減らし、オリーブオイル、アボカド、特定のナッツ類から得られる不飽和脂肪酸を積極的にとる）。第9章では、基本的な食事のプログラムを紹介し、ケトジェニック・ダイエットをオプションの一つに加えている。

また、多くの場合、ケトーシス状態に入るまでには移行期間があり、ケトジェニック・ダイエットを始めてから数日かかる。この期間中、疲労やふらつき、頭がぼんやりする、頭痛、イライラ、筋肉のけいれん、吐き気などを経験する可能性がある。これは代謝のシステムが変化する際に起こる自然な反応である。こうした負の影響の多くは、炭水化物に含まれる水分や電解質（ナトリウムなど）が関係している。炭水化物の摂取量を徹底的に減らすことで、水分や電解質が体内に運ばれなくなるためだ。しかし、サプリメント（特にビタミンB群）によってこれを調整する方法はある。移行後は、「ケトに適応した状態（ケト適応）」、つまり、身体はグルコースではなく脂肪を主な燃料源にするようになる。ケトジェニック・ダイエットを1週間から10日間続けると、エネルギーやスタミナ、活力が増し、気分が良くなる。さらに数週間にわたって身体には微妙な変化が生じる。たとえば、身体は徐々にタンパク質をため込むようになるので、タンパク質を含む食品をあまり欲しがらなくなる。このほかの変化としては、特に運動選手に顕著に見られるのだが、長時間のトレーニング後に筋肉に蓄積される乳酸の量が減るため、疲労や痛みが軽くなったように感じる。

ケトーシス状態になっているかどうかは、薬局で市販されている測定キットや検査紙で尿中のケトン体を測定することでわかる。適切な治療効果が得られる血液中のケトン体濃度は0・5ミリモルから4・0ミリモルだが、この範囲の値を長期間維持するのは難しい。また、ケトジェニック・ダイエットを実践すると、気分の良さを感じる前に、「ケト風邪」と呼ばれるさまざまな身体の不調を移行期間で経験する人が多い。これは身体が主な燃料源をグルコースから脂肪に切り替えたことで起こる正常な反応だ。身体が「ケト適応」になると、こうした症状を経ずにケトーシス状態に入れるようになる。

第9章では、早く結果を出したい人のためにケトジェニック・ダイエットの標準的な実践方法を説明する。このダイエットで難しいのは、糖質の摂取量を十分に減らしつつ、特定の栄養素や食物繊維、ミネラル、ビタミンの不足がなく、除脂肪体重も減らさないように注意しなければならないことだ。このため、ダイエット中にサプリメントを摂取したほうがいい人もいる。ケトーシスを保つための適切な糖質摂取量は人によって異なる。大幅に減らさなければならない人もいるが、激しい運動をしている人は筋肉でグルコースを燃やしているので多めに摂取できる。ストレスやホルモンのレベルなどの要因も考慮すべきだ。

危険因子も人それぞれ違う。たとえば私は遺伝的変異体によって、食事で飽和脂肪酸をとると、総コレステロールとLDLコレステロール（いわゆる悪玉コレステロール）の値が上がりやすい体質だ。ケトジェニック・ダイエットの実践中にココナッツオイル（飽和脂肪酸が多い）を1カ月間摂取したときは、総コレステロール値が倍になり、悪玉コレステロール値も大幅に上がった。ケトン体の生成は、脂肪が主なエネルギー源になるまで糖質の摂取制限を続けることによって起こるので、どんな脂質を代わりのカロリー源に選ぶかは問題ではない。ただし、他の健康上の問題を引き起こさないよう賢明に選びたい。私の場合、すぐにココナッツオイルの摂取をやめ、多価不飽和脂肪酸と一価不飽和脂肪酸（こちらを多くした）主体の油（第7章で詳述）に切り替えた。すると1カ月もしないうちに総コレステロール値はケトジェニック・ダイエット前のレベルに戻っただけではなく、普段の半分になった（過去最良の値だった）。

ケトジェニック・ダイエットはここ10年でトレンドとなり、名前も浸透し、それまで語られてきた健康効果が、ようやく科学によって裏づけられるようになった。そのおかげもあって、私は人類の祖先（やせていて、活力があり、運動能力に優れていた）が、1年の大半の期間をケトーシス状態で地上を歩き回っていたと自信を持って主張できる。太古の時代、高糖質の食べ物はめったに手に入らなかった。砂糖入りのジャンクフードも、精製された糖質を原料にしたシリアルや焼き菓子、スナック菓子も、甘味料たっぷりのソフトドリンクを売っている店もなかった。祖先たちは、現代の私たちが食べるべきものを食べていたのである。

第6章

原始人と文明人

ねじれた梯子《はしご》のような形をしたDNAの分子構造が解読されてからわずか数年後の1956年、ジェームズ・ニールはミシガン大学に米国で初めて人間の遺伝学を研究する科を創設した。ニールは人間の遺伝学の先駆者であり、鎌状赤血球貧血（訳注＊赤血球の形状が鎌型になり、酸素運搬機能が低下して慢性的な貧血を起こす）の遺伝的基礎を明らかにした。この珍しい病気は、初めて「分子病」と呼ばれた（鎌状赤血球貧血はラロン症候群と同じく、常染色体劣性パターンで遺伝する。つまり、変異遺伝子を両親から受け継いだ場合に発症する。片親からのみ受け継いだ場合はキャリアになる）。

ニールの業績の中で最も有名なのは、広島・長崎の原爆被爆者とその子孫の放射線の影響に関しての40年以上にわたる広範な研究だが、遺伝学における「倹約遺伝子」理論や、ブラジルやベネズエラの狩猟・採集部族の研究も、科学的思考に革命を起こすものだった。ニールは

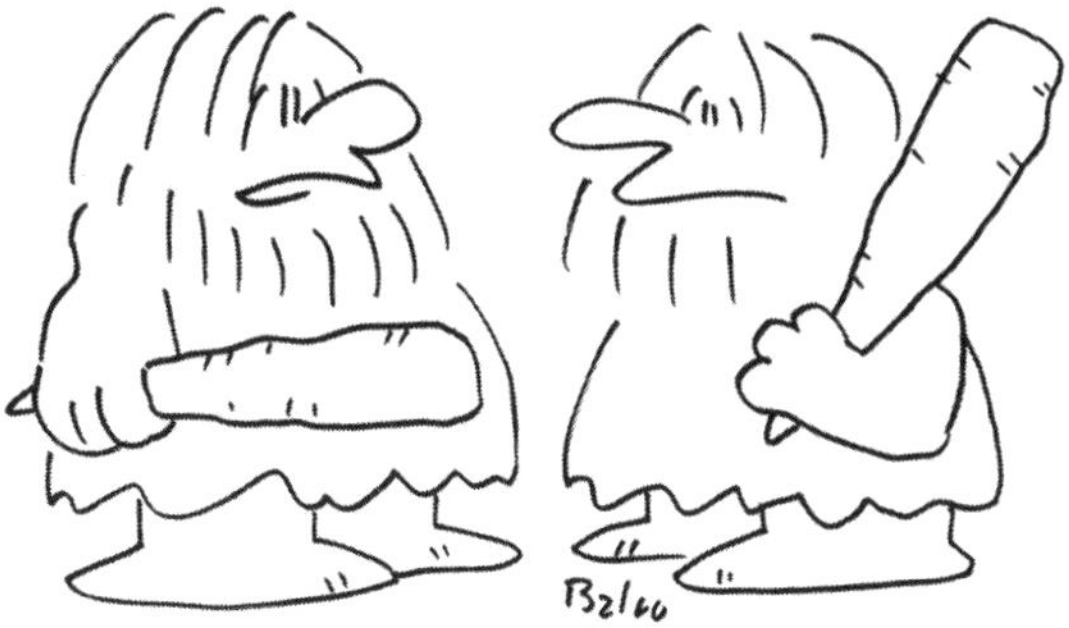

「狩りにも採集にも飽きちゃった。
でも、スーパーマーケットは
まだ発明されていないんだよね」

（出典）CartoonStock.com

「倹約遺伝子」という考えを1962年に提唱し、1998年のフォローアップ論文で詳述している。これは、血流を通じて食物から得たグルコースを迅速に細胞に送り、脂肪として蓄えるという人間の遺伝子の傾向のことで、狩猟採集時代の私たちの祖先に進化上の利点をもたらした。そこから継承した遺伝子は、糖尿病や肥満、高血圧などの発症リスクを大幅に高めている（その傾向を強める）のだが、初期の人類のニーズによってそうなっている。そのニーズとは、長い飢餓状態を生き延びるためのエネルギーと、どう猛な虎から逃げるための瞬発力を兼ね備えることだ。（注1）これらの遺伝子は、高効率のエネルギー（すぐに消化できる糖質）を手に入れるのが困難だった初期の人類には役立った。グルコースの代謝遺伝子は、核のあるほぼすべての細胞（細菌などの核のない細胞以外）に共通して存在しており、酵母や線虫、ショウジョウバエ、マウス、ラット、他の哺乳類にも見られる。つまり、何億年にもわたる進化を通じて多くの種で受け継がれてきた。※

人間のゲノム（ＤＮＡのすべての遺伝情報）は、太古の時代から平均して約１００万年当たりでわずか０・５パーセントしか変異していない。そのため、人間が生きていくのに必要な栄養量は、何百万年もの進化の間に、自然選択的に確立されてきたと考えられる。時間をさかのぼって、ホモ・サピエンス出現以前の人類の起源をたどってみよう。人間が何を、どのように食べるべきかを知るために、私たちは、人間の遺伝子構造が確立された環境を栄養的な視点から理解する必要がある。

※　倹約遺伝子仮説には批判もある。もしこの遺伝子が、ホモ・サピエンスが出現した約20万年前から存在し、農耕が約１万２０００年前に始まったのであれば、これまでに存在した倹約遺伝子の大部分を人類の誰もが持っていると考えられる。だが倹約遺伝子仮説に挑む著名な研究者、ジョン・スピークマンは、２０１６年の論文で、これまで確認された肥満関連の一般的な遺伝子のいずれも、適応上の優位性をもたらす特性や形質は確認されていないと考えられる、と発表した。ただし今後、高度な技術によって真に倹約的な遺伝子が発見される可能性があるため、この論争はまだ決着していない。

人類の進化の歴史(注2)

5500万年前

最初の原始霊長類が出現。猿のような顔立ちをした、樹上生活をする小型の生物だった。

800万〜600万年前

ゴリラが出現。その後、チンパンジーとヒトの系統に分化する。

580万年前

二足歩行をしたと考えられている人類の最古の祖先、オロリン・トゥゲネンシスが現れる。

550万年前

チンパンジーやゴリラと共通した特徴があり、森林に生息していた初期の原始人、アルディピテクスが出現。

400万年前

アウストラロピテクスが出現。脳の大きさは400～500立方センチメートルで、チンパンジーと同程度だったが、二足歩行で直立して歩いた。

320万年前

アウストラロピテクス・アファレンシスの有名な化石人骨である「ルーシー」が、現在のエチオピア・ハダール村付近に生息していた。

270万年前

森や草原に生息し、根や植物を噛むための巨大な顎を持つパラントロプスが出現。120万年前に絶滅した。

250万年前

ホモ・ハビリスが出現。初期のヒト科の動物よりも顔は突き出ていないものの、まだ猿のような特徴を残していた。脳の容積は約600立方センチメートル。小石を削ってつくった石器を日常的に使用していた。これはオルドワン石器と呼ばれるその後100万年続く伝統的な道具づくりの始まりだった。これらのヒト亜科の動物の中には腐食性動物（スカベンジャー）として、肉を豊富に含む食事をするようになったものもいる。こうした食事によって得たエネルギーが、「大きな脳」への進化を促したと考えられている。

200万年前

脳の容積が850立方センチメートルに達するホモ・エルガスターがアフリカに出現。

180万～150万年前

ホモ・エレクトスがアジアに出現。初めて本格的な狩猟採集生活をした人類の祖先であり、アフリカから大量に移住した最初の祖先でもある。脳の大きさは約1000立方センチメートルだった。

160万年前

ケニアのクオビフォラで、変色した堆積物から初めての火の使用が示唆されている。その後、78万年前の炭化した木と石器という説得力のある証拠がイスラエルで発見された。複雑な石器が使われ始め、10万年前までは支配的な技術だった。

60万年前

アフリカとヨーロッパに、現代人に近い脳の能力を持つホモ・ハイデルベルゲンシスが生息していた。

50万年前

日本の秩父近郊の遺跡で、人類の住居跡（木造の小屋）として最古のものが見つかった。

40万年前

初期の人類が槍で狩りを始めた。

32万5000年前

イタリアの火山の斜面をよじ登った3人の足跡が残されている。これは現存する最古の人間の足跡だ。

28万年前

複雑な石刃や砥石が使われ始める。

23万年前

ネアンデルタール人が出現。西は英国から東はイランまで、ヨーロッパ中に生息したが、2万8000年前に現在の人類の直接の祖先が登場したことで絶滅した。

19万5000年前

私たちの種であるホモ・サピエンスがアフリカに出現し、ほどなくしてアジアとヨーロッパを渡り始める。現代人の最古の人骨は、エチオピアで発見された、この頃のものとされる二つの頭蓋骨だ。人間の脳の平均容積は1350立方センチメートル。

17万年前

現生人類にとっての共通の祖先に最も近い存在とされる「ミトコンドリア・イブ」がアフリカに住んでいたと考えられている。

15万年前

私たちの祖先はおそらく会話をしていた。10万年前に貝殻でつくられた宝石は、当時の人類が複雑な言語と象徴性を発達させていたことを示している。

14万年前

長距離貿易の最初の証拠が発見される。

11万年前

ダチョウの卵の殻を材料にした人類最初のビーズや宝石がつくられる。

5万年前

「大躍進」が起こり、人類の文化が急速に変化する。死者を儀式的に埋葬し、動物の皮から衣服をつくり、罠などの複雑な狩猟技術を開発し始める。現生人類がオーストラリアに移住した。

3万3000年前

現存する最古の洞窟壁画が描かれた。その後、石器時代の職人がフランスのラスコー洞窟とショーヴェ洞窟で壮観な壁画を描いた。ホモ・エレクトスがアジアで絶滅し、現生人類が取って代わった。

1万8000年前

インドネシアのフローレス島に、「ホビット」と呼ばれるホモ・フローレシエンシスが生息していた。身長1メートル強、脳の大きさはチンパンジーと同程度だったが、高度な石器を使った。

1万2000年前

現生人類がアメリカ大陸に到達。

1万年前

農耕が発達し、普及する。初めての村ができる。犬の家畜化が始まったとされている。

5500年前

石器時代が終わり、青銅器時代が始まる。銅や錫の精錬や加工が始まり、石器の代わりにこれらの金属でできた道具を使うようになる。

5000年前

現存する最古の文字が確認される。

紀元前4000〜同3500年

メソポタミアのシュメール人が、人類初の文明を発展させた。

植物と肉を食べる雑食動物としての初期の人類

2012年、フランスのリヨン高等師範学校の研究者ヴィンセント・バルターらは、300万年から200万年前に南アフリカのある地域に生息していた人類の祖先、アウストラロピテクス・アフリカヌスの歯のエナメル質に含まれていたさまざまな同位体パターンを分析し、論文を発表した。(注3) 女性のアウストラロピテクス・アフリカヌスの身長は1メートル20センチ弱、体重は25キログラム強だった。男性の身長は女性よりも最大25センチメートル高く、体重も33パーセント重かった。果実や植物、木の実、種子、根、昆虫、卵、小動物の肉など、食事の内容は現代のチンパンジーと似ていた。アウストラロピテクス属は少なくとも二つの系統に枝分かれして進化した。一つはパラントロプス属で、その種であるパラントロプス・ロブストスは、厚いエナメル質の大きな歯と大きな咀嚼筋を持ち、硬い繊維質の食物をすりつぶすことができた。パラントロプスは私たちの直接の祖先ではないと考えられているが、祖先である初期の人類と生態的地位（訳注＊餌となる植物や他の動物、隠れ家など生態系で占めている地位のこと）を共有していた。もう一つはホモ属で、そこからホモ・ハビリス（ラテン語で「器用な人」の意味。現生人類の直接の祖先である可能性がある）と、のちにホモ・エレクトス（ラテン語で「直立する人」の意味。現生人類の直接の祖先である可能性が高い）が分岐した。ホモ・ハビリスは250万年前から140万年前までの約100万年間存在した。アウストラロピテクス・アフリカヌスのような雑食だったが、ライオンのような恐ろしい肉食動物のすぐ近くで動物の死骸を食べ始めた。火を扱えなかったので、筋の多い赤身肉は食べられなかったが、秘密の武器を持っていた。それは石器だ。獲物の頭蓋骨や背骨を砕いて栄養価の高い骨髄や脳を取り出すために用いた。脳の容量はパラントロプス・ロブストスがその祖先と同じ400～500立方センチメートルだったのに対し、ホモ・ハビリスは600～900立方センチメートルとめざましく大きくなった。その理由の一つは、肉食だったためと推測できる。

アフリカに生息していた初期のホモ・エレクトス（189万年前頃を始まりとし、約14万3000年から7万年前までの地層で化石が見つかっている）は、胴体と比べて細長い脚と短い腕を持つ、現生人類と似た体型をしていた最古のヒト科の生物として知られている。こうした外見上の特徴は、樹上生活をやめて地上生活に適応し、直立歩行や長い距離を走り始めたことを表している。身長は約1メートル50～1メートル85センチ、体重は約40～70キロ。大きく分厚い頭蓋骨、大きな脳（平均900立方センチメートル）、印象的な眉上弓《びじょうきゅう》（訳注＊目の上の骨が出っ張っている部分）が特徴で、身体は頑強で重かった。

ホモ・エレクトスは、アフリカ大陸からユーラシア大陸に初めて移住した人類の祖先の一つと考えられている。火を扱えなかったため（火が偶然に発生したときだけ使っていた）、当初の生活圏は北緯40度あたりだった。だがこの地域には植物が成長しない季節があり、その間の栄養源は動物だけだった（火を使えないので、赤身肉よりも消化しやすい生の骨髄や臓器、脂肪などを特に食べた）。ホモ・エレクトスがほかの人類の祖先よりも現生人類に似ていたことを示すもう一つの事実は、集団内で老いた者や弱った者をいたわっていたことだ。それは、化石から読み取れる。50万年前頃には、ホモ・エレクトスは知的で器用になっていて、細く滑らかな貝殻を道具として使い、おそらくはサメの歯を使って貝殻に抽象的な模様を彫るほどの頭脳も持っていた。手斧などの両面を加工した大型の道具もつくり、大きな獲物を解体するのに使ったと考えられている。最近では、約78万年前に初めて火を使ったという説が出たが、偶発的な使用にとどまっており、火をおこし、調理などに日常的に使ったのは約40万年前と考えられている。その後は、北ヨーロッパやアジアなどの寒冷な気候の地域にも生息域を広げていった。

ホモ・エレクトスの直系の子孫であるホモ・ハイデルベルゲンシスは、寒さにうまく適応し、約70万年から30万年前に地球の各地に生息した。英国のボックスグローブでは、この原人がつくった道具と、すでに絶滅したサイ（かつて英国にはサイがいた！）やクマなどの大型の草食動物、ネズミなどの小型哺乳類を食べていたことを示す骨が、古生物学者によって大量に発見されている。1990年、ドイツのシェーニンゲンにある古い鉱山で、ハートムート・ティーメが30万～40万年前のものと思われる木製の槍を8本発見した。また、約1万6000本の骨も見つかった。その9割は馬の骨からつくられたもので、アカシカやヨーロッパバイソンのものもあった。

ホモ・ハイデルベルゲンシスのうち、ヨーロッパに生息したものが、約45万年前にホモ・ネアンデルタレンシス（ネアンデルタール人）に進化してヨーロッパとアジアに広がった。それに対し、アフリカに生息したものは、30万年から20万年前にホモ・サピエンス（ラテン語で「賢い人」の意味。私たち現生人類）に進化した。現生人類は今から6万～7万年前にかけて、アフリカからユーラシア大陸に進出した。ネアンデルタール人やデニソワ人などの近縁種とも遭遇し、交配したが、彼らは2万年前から3万年前に絶滅し（原因は、はっきりと解明されていない）、私たちホモ・サピエンスだけが残った。

現生人類

2003年にヒトゲノムの解読が完了するまで、現生人類に共通の祖先がいたこと（さらには、ネアンデルタール人から数パーセントの遺伝子を受け継いでいること）は、よく知られていなかった。すでに述べたように、人類のゲノムの平均突然変異率は100万年当たり0・5パーセントであり、私たちは旧石器時代の終わりからほとんど変化していない。つまり、人類史の最後の0・5パーセントを生きているのである。ヨーロッパやアジアに移住したとき、人類はアフリカのサバンナで生き延びるための遺伝子を持っていた。だがそれ以来、遺伝子にはわずかな適応しか起こっていない。

後期旧石器時代（4万〜1万年前）の農耕以前のホモ・サピエンスと比べると、現代人の食事にはタンパク質、単糖類、ナトリウム、塩化物が過剰に含まれ、食物繊維、カルシウム、カリウムが不足している。現代人には身体が食べ慣れていない食事が原因で肥満が蔓延し、さまざまな病気が広まっている。2019年に米国医師会雑誌に発表された大規模研究によれば、高GIの加工食品摂取の増加により、「全死因死亡率」（原因を問わない死亡率）が14パーセント上昇した。(注4) 同年に発表された前述の別の研究によれば、2017年に死亡した人のうち、5人に1人の死因が不健康な食事と関連していた。(注5) 21世紀に生きる私たちは、祖先が体験したことのない生物学的な戦争の最中にいると言えそうだ。

最後の氷河期を生き延び、約4万5000年前にヨーロッパに到着した中央ヨーロッパの祖先は、約7500年前まで狩猟採集をしていた。彼らは解剖学的に見て、現代の人類の系統だ。ドイツのヨハネス・グーテンベルク大学マインツ校人類学研究所のジョアチム・バーガー教授らの遺伝子研究によれば、約7500年前、中央ヨーロッパに移住してきた農耕民族によって農耕と定住のライフスタイルが持ち込まれた。(注6) それ以降、狩猟採集の痕跡は考古学的にほとんど発見されておらず、狩猟採集民は絶滅したか農耕人口の一部になったと推測されている。

今、世間では「パレオダイエット」(古代人式の食事)が大流行している。誰もがこの食事法に従うべきだという風潮さえ見られる。だから、「これが唯一のパレオダイエットのやり方」というものが存在しないと知ったら驚くかもしれない。人類が種として成功できたのは、祖先たちがもともと住んでいた土地を離れて移住したときに、どのような環境にも適応する能力があったからだ。言い換えれば、人類は、環境に合わせて幅広く何でも食べていた。たとえば沿岸部に住む人々の食べ物は、内陸部とも、植物性の食べ物があまり手に入らない北部地域とも違った。とはいえ、共通のパターンは見い出せる。パレオダイエットの基本は、高品質のタンパク質と脂質が豊富な食べ物(ただし、私たちの祖先がこれらの食材を好きなだけ食べていたという意味ではない)と、旬の野菜、豆類、果物、ナッツ類などだ。精製・加工された糖質はなく、砂糖はほとんどなく、乳製品は皆無だった。

化石の分析から、旧石器時代の祖先は背が高く、健康で、がんや心臓病、関節炎、虫歯などの現代の病気（いわゆる文明病）とは基本的に無縁だったことがわかっている。

狩猟採集民の寿命

太古の祖先の人骨が現代の古生物学者が発見できる形で化石化するには、非常に限られた条件がそろう必要がある。そのため、旧石器時代の化石はめったに見つからない。比較対象となる骨のサンプルが少ないため、発掘された骨の持ち主の年齢を推測するのもとても難しい。死亡年齢が30歳の健康的な人の骨か、死亡年齢が60歳の極めて健康的な人の骨かを判断するのは至難の業だ。そもそも現代人の骨と古代人の骨を比較するのは、環境や食事の内容が大きく異なるため厳密には不可能だ。そのため旧石器時代人の寿命を調べるためには、現代の狩猟採集民族に目を向けることが鍵になる。

2007年、カリフォルニア大学サンタバーバラ校のマイケル・ガーベンとニューメキシコ大学のヒラード・カプランは、「狩猟採集民の寿命――異文化間調査」と題する論文（注7）を発表した。カプランは、現代の狩猟採集民族に関する人口統計学的研究を網羅的に調査し、これらの民族の寿命の特徴を明らかにした。それによると、死亡率は乳児期から小児期にかけて低く、40歳まではほぼ一定を保ち、その後はゴンペルツ曲線※に従って上昇していた。

人間の場合、70歳前後が境目になる。そこに境界線が引かれ、死に向けて細胞老化が始まる。人類が進化してきた環境の中で、人間の身体は約70年間機能するように設計されている、と科学者は仮説を立てている。死亡率は集団や時代によって異なる（特に暴力による死亡リスクがある場合）が、その差は他の生物種と比較すれば小さなものである。ガーベンとカプランは、40歳まで生きた人はさらに23〜26年（63〜66歳まで）、65歳まで生きた人はさらに5〜10年（70〜75歳まで）生きることが期待されると計算した。また、前近代的な社会集団における成人の平均的な最頻死亡年齢は約72歳（レンジは68歳から78歳）であるとした。最頻死亡年齢とは死亡分布のピークだが、当然、その前後に亡くなる人もいる。大半の狩猟採集民は80歳を前に亡くなったが、90歳代、あるいは100歳以上生きるケースもわずかにあったと考えられ、今日の世界の貧しい国に住む人々の死亡率とそれほど変わらない。この事実は、「人類の祖先は短命」「現代の世界の貧しい国の人々は早死にする」という一般常識に反するものだ。

※　1825年、英国の保険数理士ベンジャミン・ゴンペルツが、生命保険の保険料を算出するために国内各地に住むさまざまな年齢の人々の死亡率を計算した。死亡率は、年齢とともに予測通りに上昇し、当時の保険商品の主な購入者だった20歳から60歳を見ると、ほぼ10歳上がるごとに2倍になっていた。ゴンペルツが使った数式は「ゴンペルツ関数」として知られており、20歳以降、対年齢で指数関数的に増大する死亡率を予測するのに用いられ、19世紀初頭以来、保険数理士や人口統計学者による死亡率計算の土台となっている。

原始人、狩猟採集民の食事

私たちの祖先は、日々の栄養を得るために、ヘラジカやマストドン（訳注＊ゾウやマンモスに似ている大型哺乳類）、マンモス、ラクダや馬の一種など、大型の動物を仕留めることに日々、努力していた。彼らが、タンパク質より脂肪を好んだ理由はいくつかある。まず、1グラム当たりのカロリーが高い。タンパク質は1グラム当たり4キロカロリーだが、脂肪は9キロカロリーある。大型の動物には、骨髄や臓器、脳、筋肉や臓器の周りなどに豊富な脂肪があった。古代人がごみを捨てた穴に残っていた骨の破片から、骨髄を食べていた多くの証拠が見つかっている。また、火を通していない赤身肉は、噛んで消化することが難しく、脂肪を好んだという理由もある。人類は約40万年前に、肉を柔らかく、消化しやすくする方法として、火気を使った調理を学んだが、そのあとでさえ、人体には一定の時間内に処理できるタンパク質の量に限界があるという問題に突き当たった（この事実を覚えておいてほしい。現代人が、タンパク質の摂取量を制限しなければならない重要な理由が、ここにあるからだ）。

タンパク質の源を追う

約10年前、液体クロマトグラフィー同位体比質量分析法（LC－IRMS）という新しい技術が使われ始めたことで、人間や動物の骨から採取したコラーゲン中のタンパク質が、肉食と草食のどちらに由来するものかを、炭素と窒素の同位体比の測定によって特定できるようになった。草食動物と肉食動物とでは、コラーゲンの同位体が異なる。この同位体の濃度に基づけば、ある動物や人間が食物連鎖のどの位置にいるかもわかる。摂取したタンパク質が海洋生物（魚介類）からか、あるいは陸生生物からかによって炭素が異なるため、この技術を使えば調べたいタンパク質が海洋生物由来か陸生生物由来かを判別できる。

ドイツ、ライプツィヒのマックス・プランク進化人類学研究所に所属していた古生物学者マイケル・リチャーズは、さまざまな動物（人類と同じ血統の霊長類を含む）の食生活を調べるために何千という骨のサンプルを調べた。2009年には、カナダの人類学者エリック・トリンカウスと共同で、ヨーロッパにおけるネアンデルタール人と初期の現生人類の食事について、同位体の直接的証拠に基づいた研究結果を発表した。(注8)この論文によれば、約12万年前から3万7000年前にかけてのネアンデルタール人は相当な肉食偏重で、食事からとるタンパク質の大部分は大型の草食動物の肉から得ていて、海産物を食べている証拠は見当たらなかった。こ

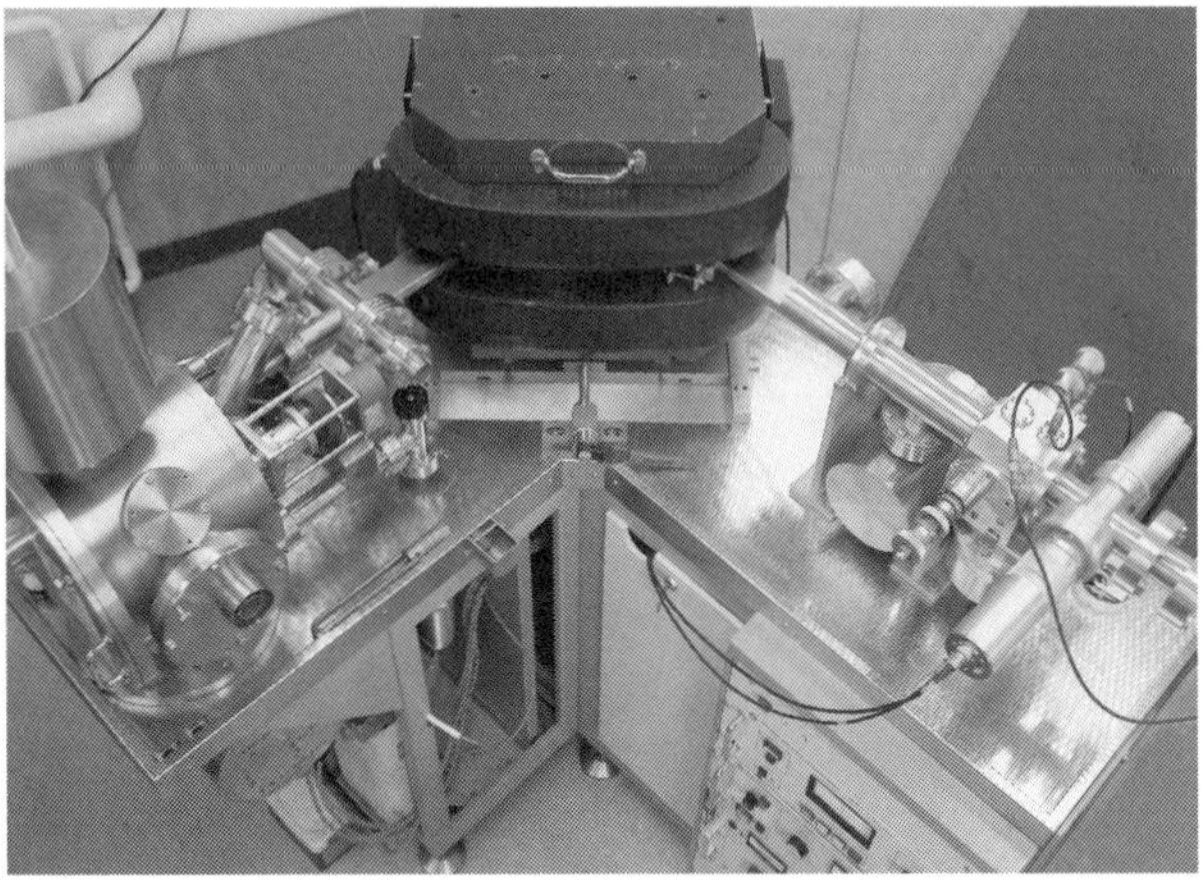

液体クロマトグラフィー同位体比質量分析法（LC-IRMS）
の検査装置 （出典）Radiogenic via Wikimedia Commons

の発見は、ネアンデルタール人が使っていた道具やごみ捨て場（動物の骨や人間の排泄物などが捨てられていた場所）、またこの地域の動物や植物の生態（特定の化石層における植物や動物の化石）の分析結果とも一致している。一方、初期の現生人類はネアンデルタール人とは異なり、陸生生物だけでなく、かなりの量の海洋生物を食べていた。

スタンレー・ボイド・イートンは、旧石器時代の栄養に医師としていち早く注目した。ハーバード大学で医師の研鑽を積み、キャリアの大半をジョージア州アトランタで筋骨格系疾患専門の診断放射線科医として過ごし、今は引退している（患者には、アトランタ・ブレーブスやアトランタ・ホークス、アトランタ・ファルコンズの選手も多かった）。イートンは旧石器時代の栄養状況について最初に論文を書いた医師の一人だ。

彼は、ハーバード時代の同僚でエモリー大学の人類学、神経科学、行動生物学教授のメルビン・コナーとともに、多数の論文を発表してきた。特に、1985年にニューイングランド・ジャーナル・オブ・メディシン誌に発表された「旧石器時代の栄養学――その本質と現代における意味（注9）」は独創的で、他の論文にも頻繁に引用されている。

イートンとコナーによれば、クロマニョン人など現生人類に近い人類の出現と同時に、食料に占める大型動物の肉の割合が増えた。高度な技術や道具が開発され、獲物の量に比べれば人口は少なく、好きなだけ狩猟ができたことなどが影響している。この時期、地域によっては動物の肉が食事全体の5割を超えていたと考えられる。しかし、乱獲や気候変動、人口増加などのため、農耕や牧畜が始まる直前の時期には、大型の獲物への食料依存は減り、広範囲の食べ物に分散するようになった。この時代の遺跡には魚や貝類、小動物の骨が多く、植物性の食べ物の加工に役立つ砥石や漆喰、すりこぎなどの道具も見つかっている。中東の2カ所の遺跡で見つかった人骨のストロンチウム濃度の微量元素分析により、食事に含まれる植物性の食べ物の量が大幅に増え、肉の消費量が減っていることがわかった。現代の狩猟採集民族の食生活は、この時期の人類によく似ている。

農耕は人間の栄養パターンを劇的に変えた。わずか数千年で肉食の割合は大幅に減り、植物性の食べ物が食事の9割を占めるようになった。この変化は人体の構造にも大きな影響を与えた。3万年前に大量の動物性タンパク質を食べていた初期のヨーロッパのホモ・サピエンスの身長は、農耕が盛んになったあとの子孫よりも平均して約15センチも高かった。のちの米国大陸でも、同じパターンが繰り返された。北米大陸の古代先住民は、1万年前には大型動物を食べていたが、その後、食料調達を農耕による生産にシフトし、肉をほとんど食べなくなっていた。ヨーロッパ人と接触する頃には、子孫たちは身長がかなり低く、栄養状態がそれほど良好ではなくやせ細っていた。これにはタンパク質の欠乏という直接的な影響に加えて、栄養失調のうえに感染症が広まっていたことも重なっていた。産業革命以降、欧米人の食事に含まれるタンパク質は十分な量になった。平均身長の伸びがこれを証明している。人類は今や、農耕以前の現生人類とほぼ同じ身長になっている。しかし、その食事の内容には大きな違いがある。この違いこそが、文明病の引き金となる「豊かな栄養失調」と呼ばれているものの核となっている。

「豊かな栄養失調」と遺伝的ミスマッチ

現代人の食生活は、控えめに言っても、身体が進化の過程で築いてきた遺伝的遺産とまったく一致していない。農耕の出現は、世界中の人々の健康と幸福に悲惨な結果をもたらした。すでに説明したように、私たちの祖先は高脂肪の肉や内臓、脳（脂肪分が多い）、淡水の魚介類（脂肪酸が豊富）、脂質の多いナッツや種子、ココナッツ、アボカドなどをたくさん食べていた。

脂肪の多い動物（マンモス、ゾウ、カバ）を好み、脂肪の少ない獲物（シカや小動物）は、大物が獲れなかったとき以外は犬の餌にしていた。

南ヨーロッパの人々の身長は、農耕が始まったことで約15センチ低くなり、平均寿命も10年短くなった。コロンブスが発見する1000年前に農耕が普及した北米の先住民にも、同様の変化が観察されている。農業化の流れに与《くみ》しなかった集団、たとえば水牛を主食にしていた遊牧民（オーセージ族、カイオワ族、ラックフット族、ショショニ族、アシニボイン族、ラコタ族など）は、小麦とトウモロコシを主食にしていたヨーロッパからの移住者よりも10〜20センチ身長が高かった。興味深いことに、肉とミルクを主食とする遊牧民である東アフリカのマサイ族も、並外れた身長と身体能力で知られている。またカナダ北東部の奥地では、20世紀前半当時でも、心臓病やがん、アルツハイマー病にかかる人がほとんどいなかったが、「文明」の近くに住み、小麦粉と砂糖を日常的に摂取する社会には、これらの病気が蔓延した。

農耕革命は1万年以上前に始まったが、精製糖質（砂糖と小麦粉）を日常的に食べる人は、中世までほとんどいなかった。19世紀、政府の指示で現地に派遣されて先住民の調査をした欧米の医師団は、かつては健康的でやせていた狩猟採集民族が、小麦や砂糖の摂取量が増えると急激に肥満になり、欧米人と同じ文明病（がん、心臓病、高血圧、2型糖尿病、肥満、虫歯、自己免疫疾患、骨粗しょう症、アルツハイマー病など）を発症するようになったと記録している。19世紀前半、平均的な米国人の砂糖の消費量は1年間に7キログラム弱だったが（当時、お菓子やシリアルを売る自動販売機はなかったが、数千年前にサトウキビが栽培され始めて以来、砂糖は食べられていた)、20世紀末には10倍近くの54キログラムに増加した。(注10) また、冷蔵技術の発達と輸送インフラの整備によって乳製品が日々の食卓に欠かせないものとなった。前章まで見てきたようなライフスタイルの変化により、私たちの身体は血糖値と分岐鎖アミノ酸(BCAA)値が上昇し、その結果、1年中、mTORのスイッチがオンに、オートファジーがオフになりやすくなった。

初期の人類の食事に乳製品、穀類、加工糖、植物油、アルコールはなかった

「パレオ・ムーブメント」の創始者としても知られるコロラド州立大学のローレン・コルダイン名誉教授によると、穀物を粉砕するための道具は4万~1万2000年前の後期旧石器時代に初めて現れた。しかし、狩猟採集民族による穀物の恒常的かつ持続的な摂取の証拠が初めて確認されたのは、約1万3000年前、東地中海地域のレバントにおけるナトゥフ文化である。(注11) 動物の家畜化は1万1000~1万年前から始まったが、ミルクが日常的な食料にされていたことを示す確かな証拠は6000年前が最古だ。蜂蜜は狩猟採集民の食生活のごく一部にすぎなかったと考えられ、サトウキビから結晶糖がつくられ始めたのは約2500年前のインドである。オリーブオイルは約6000年前に初めてつくられた人工油の一つだ。他の食用油は、19世紀後半の産業革命によって大量生産が可能になるまで、ほとんど知られていなかった。ワ

インが初めて醸造されたのは約7500年前、初めて穀物からビールがつくられたのは約4000年前と考えられている。蒸留酒は約1200年前まではつくられていなかった。現在の米国人が摂取するカロリーの約4分の3を占めるこれらの食品群は、最近、食生活に取り入れられたばかりであり、現代人が遺伝子的にこれらの食品に適応しているとは考えにくい。

狩猟採集から農耕への移行は、地域によって事情が異なる。北ヨーロッパやイングランド、スコットランドでは、約2000年~1500年前まで、農耕は一般的ではなかった。さらに、現代の欧米人の食事に豊富に含まれている精製糖質や、穀物の飼料で育てられた家畜、フルクトースのような単糖類も、まだ100~150年の歴史しかない。人体がこれらの食品に適応するには短すぎると言える。

狩猟採集から穀物を主とする食事に移行したことで、幼児死亡率の増加、低身長化、骨密度の低下、虫歯や貧血の増加、寿命の短縮など、健康にさまざまな悪影響が生じた。

低糖質・高繊維だった原始人の食事

人類の祖先であるホモ属が、種子や草、ベリー類、他の低GI・高繊維の野菜、果物、「レジスタント・スターチ」（難消化性デンプン＝野生のヤムイモや里芋など）を長い間食べていたという証拠がある。ワシントンDCのスミソニアン協会とジョージ・ワシントン大学ヒト科純古生物学高等研究センターの研究者は、約4万4000年前のネアンデルタール人の歯の化石を分析した。それによると、ナツメヤシや豆類、草の種など、さまざまな植物を食べており、その中には調理されたものもあった。

こうした食べ物だけではカロリーが低くて身体に必要なエネルギーを賄えないので、1年の大半の時期は、摂取カロリーの大半を肉（タンパク質）や脂肪からとっていたと考えられている。現代人よりも大柄で活動的だった彼らが必要としていた摂取カロリーは、現代人と同程度と考えられ、女性は1日当たり1800キロカロリー、男性は多くても2800キロカロリーと推定される。低GI値の緑黄色野菜であるほうれん草は、1・5束（約369グラム）に約12グラムの食物繊維を含んでいるが、たった100キロカロリーしかない。

現代の加工食品の多くは栄養成分が添加されている。栄養が加えられているのだから、それは良いことだと食品メーカーは言う。しかし、たとえばナイアシン（ビタミンB3）が加えられた食品を過剰摂取すると、特定の病気にかかるリスクが高まる可能性がある。21世紀初頭、米国人の1人当たりのナイアシン摂取量は33ミリグラム超に達した。これは米国食品栄養委員会が定めた1日当たりの推奨摂取量の2倍だ。ナイアシンの大量摂取が耐糖能を悪化させ、インスリン抵抗性を誘導し、インスリン放出を促すことは、かなり前からわかっている。(注12)ナイアシンは、食欲も強く刺激する。そのため、ナイアシンが不足すると食欲が細る可能性があり、これは体重を減らす能力に直結している。中国と日本の研究によると、1970年初めには米国人が摂取するナイアシンの量は、穀物由来のものが食肉由来のものを上回った。その原因は、米国のナイアシンの栄養強化基準が改訂され、食品メーカーがそれに準じて製品へのナイアシン添加量を増やしたからだ。(注13)

(参考までに――ナイアシンは体内でNAD+(ニコチンアミドアデニンジヌクレオチド)という物質に変換され、ミトコンドリアによってATP(細胞エネルギー)の産生に用いられる。しかし、ナイアシンからNAD+への変換効率はあまり良くない。そこで私は、医師や共同研究者の助けを借りながら、NAD+の直接注入や、NAD+の前駆体であるニコチンアミドリボシドの経口摂取など、NAD+を増加させる方法を探る臨床試験に取り組んでいる。これに成功すれば、過剰なナイアシン摂取によって、特に中高年に生じやすいニコチンアミドの蓄積を減少させながら、さまざまな長寿遺伝子のスイッチをオンにし続けられるようになるはずだ)。

現代人の食事がもたらす危機

著名な地理学者で、ピューリッツァー賞を受賞した作家であり、世界有数の歴史家でもあるジャレド・ダイアモンドは、農耕が人間の健康に及ぼす影響について幅広く鋭い考察をしている。農耕の出現で人類の身長と寿命が変化したことにいち早く注目し、それを「人類史上最悪の過ち」と呼んだ。(注14) 狩猟採集民の食事が初期の農耕民とは対照的にとても多様だったことに触れ、農耕革命によって物々交換などの取引が発達し、その結果、細菌や感染症が蔓延したかもしれないと指摘した。そして大胆にも、人類が農耕を取り入れたのは「より良い生活に踏み出す決定的な一歩と思われているが、実は多くの点で、人類にとって二度と取り返しのつかない大失敗だった」と述べている。(注15) 歴史家のユヴァル・ノア・ハラリも、ベストセラーとなった著書『サピエンス全史 文明の構造と人類の幸福』（柴田裕之訳、河出書房新社）の中でこの考えを支持している。「農耕革命は確かに人間が自由に扱える食べ物の量を増やしたが、それはより質の高い食事や余暇の拡大にはつながらなかった。農耕革命は人類史上最大の詐欺だった」。(注16)

狩猟採集から農耕への移行には、メリットもあった。人類が人口を急速に増やし、安定したコミュニティーを確立したことに、農耕が大きく貢献したのは間違いない。しかし、食べ物の量は豊かになったが、質は必ずしも健康的にはならず、食べ物が手に入りやすくなったので必要以上のカロリーを摂取してしまうようになった。また、農耕は食生活の多様性も低下させた。特に、人工的に精製された原料をふんだんに使用した穀物ベースの加工食品が生産されるようになると、その傾向が強まった。人類史に何よりも大きな影響を及ぼしたのは農耕だという主張もある。食べ物から多様性が失われたことにより、栄養も不足するようになった。その状態で、高カロリーの精製された加工食品を大量に食べるようになった結果、人々は太りやすく、病気にもなりやすくなった。タフツ大学の研究者らによれば、人々に果物と野菜を「処方」すれば、米国だけでも年間1000億ドルの医療費を節約できるという。(注17)

次に、もっと細かな部分に目を向けてみよう。農耕ベースの加工食品の消費が増えるに伴い、私たちの身体にどのような影響が生じることで健康が脅かされるのだろうか。

旧石器時代に宇宙時代の遺伝子で生きる

もし今、旧石器時代にワープしたら、そこで太った人に会うのは難しいだろう。古代人の生理機能と、欧米式の食事やライフスタイルの誤った組み合わせは、旧石器時代の遺伝子を持ちながら宇宙時代に生きている結果がもたらしたものだ。身長と骨格は同じだが、体重が55キロの人と110キロの人を比べると、外見はまったく異なって見える。身体の内部をスキャンすればどちらも骨格は同じだが、一方には余分な脂肪がたくさんついていることがわかるだろう。

倹約遺伝子仮説は、この2人の違いが、旧石器時代の遺伝子と宇宙時代の環境のミスマッチを表していることを示唆する。あなたの身近にも、定期的な運動をしていないのに、たくさん食べても太らない人がいるはずだ。食べても太らないタイプの人は、現代では幸運な遺伝子の持ち主かもしれないが、旧石器時代では長生きできなかっただろう。一方、何を食べても太りやすく脂肪を蓄積しやすい倹約遺伝子を持つ人は、食べ物の入手が困難な過酷な条件下でも生き延びやすい。余分に摂取したエネルギーを効率的に脂肪に変えられたからこそ、人類は進化の過程で生き残ることができた。このシステムは、私たちの祖先が限られた食料しか手に入らない環境で生きていた数百万年間は環境とうまく適合していたが、カロリーが豊富な現代においては、摂取エネルギーをできる限り節約するように設計された身体は問題になる。少しでも食べすぎると、すぐに太りすぎや肥満症になるからだ。

ここで理解しておくべき重要事項は、誰もが同じようにカロリーを消費するわけでも、すべてのカロリーが等しくつくられているわけでもないことだ。食品のカロリーは、高圧力の純酸素が充填された密閉容器内でサンプルを着火・燃焼させ、その結果生じる温度上昇をボンベ熱量計で測定する。正確には、1カロリーとは、水1グラムの温度を摂氏1度上げるのに必要なエネルギー（熱量）のことだ（1キロカロリーの食事には4184ジュールのエネルギーが含まれている）。あくまでも人の体内ではなく、水を沸かす場合の話である。だが人体はボンベ熱量計ではなく、カロリーが消費される方法も異なる。前述のように、タンパク質は1グラム当たり4

キロカロリーなのに対し、脂肪は9キロカロリーだ（脂肪のほうが、はるかにエネルギー密度が高い）。しかし生物学的に言えば、タンパク質と糖質（両方とも1グラム当たり4キロカロリー）と脂肪は、大きく異なっている。代謝の方法に違いがあるうえ、状況に応じてどれを燃焼させ、どれを貯蔵するかの優先度が変わるからだ。

同じ100キロカロリーでも、白砂糖を摂取する場合（グラニュー糖でティースプーン6杯）と、オリーブオイル（大さじ1杯）でとる場合では、身体の反応や空腹や満腹の感じ方も異なる。それは、ちょっとした実験で簡単に確かめられる。まず、1日目は糖質中心の朝食（シロップをかけたベルギーワッフルや、ノンファットミルクに浸したシリアルなど）をとり、食後どれくらいで空腹感を覚えるかを測定する。翌日はイタリア風の野菜オムレツのような、たっぷりの脂質とタンパク質を組み合わせた朝食（前日と同じカロリーになるように量を調整）をとる。ワッフルやシリアルの朝食の場合、たいていの人は2時間もするとお腹が減ってくる。一方、脂質の多い朝食はそれよりも腹持ちする。つまり身体は、同カロリーの朝食を同じようには代謝しない。空腹の感じ方も違う。この違いはなぜ生じるのか。そこにはさまざまな要因が関わっている。

栄養の摂取・代謝は複雑な現象である。食物が消化される方法、細胞が反応する方法、脳が空腹と満腹のシグナルを解釈する方法、さらには食べた本人の感情にまで影響を与え、多数のホルモン経路が動く。もし誰もが同じようにカロリーを消費するとしたら、食事と運動の量が同程度なら、体重に個人差は生じないはずだ。だが実際には、代謝は人それぞれ違うので脂肪のつき方は人によって千差万別だ。

砂糖の問題

2011年、前述した科学ジャーナリストのゲーリー・トーベス(『ヒトはなぜ太るのか?』の著者)が、ニューヨーク・タイムズに「砂糖は毒か?」というタイトルのエッセイを寄稿して注目を集めた。(注18) トーベスは、砂糖にまつわる食品の歴史だけでなく、砂糖が人体に及ぼす影響を最新の科学的知見に基づいて説明した。2016年後半には「砂糖に対する訴訟」というタイトルのエッセイを発表し、砂糖が慢性疾患の主な原因であると批判した。(注19) カリフォルニア大学サンフランシスコ校医学大学院の小児ホルモン障害の専門家で小児肥満研究の第一人者であるロバート・ラスティグも、この話題について幅広く執筆している(トーベスは、ラスティグの論文も引用している)。『果糖中毒――19億人が太りすぎの世界はどのように生まれたのか?』(中里京子訳、ダイヤモンド社)の著者であるラスティグによると、身体は各種の糖を異なる方法で代謝する。(注20) 糖の最も単純な形態である純粋なグルコースは、白色のグラニュー糖と同じではない。グラニュー糖の主成分はショ糖で、グルコースとフルクトース(果糖)が結合したものだ(フルクトースは、果物と蜂蜜に豊富に含まれている糖質で、自然界に存在する天然の糖質の中で最も甘い)。グルコースとフルクトースのカロリーは同じだ。だが、体内で処理される方法には、次のような違いがある。

グルコースは血糖値を上昇させ、全身の細胞によって代謝される。一方、フルクトースは、肝臓で吸収、処理され、インスリン値にもすぐには影響しない。また、フルクトースを液体(ジュースやソーダなど)として飲むことは、果物や蜂蜜から同量を摂取することと同じではない。フルクトースは天然の糖類の中で最もGI値が低く、すぐに血糖値の急上昇を引き起こすわけではないが、過剰に摂取すると(特に、天然ではない場合)、長期的に悪影響を及ぼす可能性がある。中でも悪名高いのは高フルクトース・コーンシロップ(ブドウ糖果糖液糖)だ。フルクトースの摂取が耐糖能障害やインスリン抵抗性、高脂質、高血圧と関連することは、研究によって以前から知られている。フルクトースを過剰摂取しても、代謝と食欲を調節するホルモンであるインスリンとレプチンの産生が誘発されないため代謝に悪影響が及ぶ。このことは、フルクトースを豊富に含む食事が肥満や代謝疾患につながる仕組みを理解するのに役立つ。

旧石器人は果物を食べていたが、決して毎日でも毎月でもない。旬のときに摘んで食べた果物は、普段私たちが食べている栽培されたものほど甘くなかった。現代人の身体は時代に遅れていて、私たちが摂取する大量のフルクトースを処理できるようには進化していない。フルクトースの大部分は、天然ではなく工場で生産されたものだ。天然の果物は、大量のフルクトースで甘さを加えた清涼飲料水に比べれば、糖質の量は少ない。たとえば、中サイズのリンゴ1個と12オンス缶(約350ミリリットル)のフルクトース入り清涼飲料水を比較してみよう。リンゴには約44キロカロリー分の糖質が含まれているが、果肉には水溶性のペクチン繊維、皮には不溶性の繊維と、食物繊維が豊富に含まれている。一方、清涼飲料水のフルクトースはリンゴの倍の約80キロカロリーで、食物繊維はまったく含まれていない。リンゴを絞ってリンゴジュースをつくり、その液体を濃縮して350ミリリットルにすれば、フルクトースとカロリーの点では清涼飲料水とほぼ同じ飲み物になる。肝臓でフルクトースの大半は脂肪に変わり、脂肪細胞に蓄えられる。何十年も前から、生化学者はフルクトースを最も太りやすい糖質と考えている。食事のたびにフルクトースを脂肪に変える作業を身体に強いていたら、何が起こるかを考えてみてほしい。また、そのうち筋肉組織にもインスリン抵抗性が生じてしまう。

前述のように、私たちが摂取するフルクトースの大部分は天然由来ではない。平均的な米国人は、1日に163グラムの精製された砂糖（650キロカロリー以上に相当）を消費し、このうちの約76グラム（30キロカロリー以上に相当）を、高度に加工された高フルクトース・コーンシロップからとっている。(注21) 高フルクトース・コーンシロップは、現代の加工食品で主流となっている液体の砂糖だ。一般的な統計データでは、高フルクトース・コーンシロップの成分構成は、フルクトースが約55パーセント、グルコースが42パーセントで、残りの3パーセントは他の糖質とされているが、この割合は製品によって異なる。研究によると、高フルクトース・コーンシロップには、ラベルに記載された値よりもはるかに多くの遊離フルクトースが含まれていることがあるからだ。南カリフォルニア大学の予防医学教授で小児肥満研究センター長のマイケル・ゴランが、ロサンゼルスで市販されている炭酸飲料の遊離フルクトースの割合を調べたところ65パーセントだった。(注22)つまり、高フルクトース・コーンシロップがたっぷり入った加工食品を食べると、自分が思っている以上の量の糖分を摂取している可能性があるということだ。これはジャンクフードや菓子、清涼飲料水に限った話ではない。高フルクトース・コーンシロップは、調味料やサラダ用ドレッシング、エナジーバー、ヨーグルト、パンなど、身近でよく食べる食品にも多用されている。

高フルクトース・コーンシロップが食品に使われ始めたのは1978年頃からで、飲料や食品に含まれる白砂糖の安価な代替品として登場した。これが肥満の蔓延の犯人という指摘は以前からあり、実際、大量に摂取し続けるとお腹が出たり、糖尿病などの発症リスクが高まったりする。だが、病気のリスクを高めるという点では、ほかのあらゆる種類の砂糖を含むすべての糖質は無関係ではない。人間の遺伝子は長い年月をかけて進化してきたが、そのほとんどの期間において糖質は、現代とは違って簡単には手に入るものではなかった。また、加工食品に含まれる高フルクトース・コーンシロップにはほかの人工的な添加物が含まれていることも多く、中には脂肪の蓄積を誘発するものもある。(注23)

私がここで「砂糖の生物学」について詳しく説明しているのは、現代人の多くが、本来人類が遺伝的にはほとんど発症しないはずの生活習慣病に苦しんでいることを指摘したいからだ。確かに、遺伝的に糖尿病や心臓病、がんにかかりやすい人はいるが、もし人間本来の代謝と生理学を外れるようなことをすれば、誰でもこれらの病気にかかりやすくなる。また、死のリスクのある病気にかかりやすい遺伝子を受け継いだ人も、ライフスタイル次第で運命は変えられると私は信じている。ある病気の既往歴を持つ家族がいて発症リスクが高い、あるいは特定の疾患に関連した遺伝子変異体を持っていると診断された場合でも、病気を発症しない人はいる。ライフスタイルと遺伝子発現の関係を研究するエピジェネティクスと呼ばれる学問分野がある。カリフォルニア大学ロサンゼルス校の遺伝学教授であるスティーブ・ホルバートらは、身体の生物学的年齢を表す「エピジェネティック・クロック」を提唱し、測定方法を開発している。

もしタバコ産業が存在しなければ、肺がんはおそらくもっとまれな病気だったはずだ。同じく、精製糖質入りの食品を大量に販売する加工食品産業がなければ、肥満は珍しかったはずだ。糖尿病や心臓病、認知症、各種のがんなどの病気にも同じことが言える。今こそ、祖先をモデルにして、健康的な食生活を始めるべきときだ。ただし、その際には工夫が必要になる。

人類の祖先のゲノムが求める食生活を送る

この章で説明してきた進化の歴史を考えると、現代人の食生活がいかに機能不全に陥っているかがよくわかる。私たちは遊牧民のように移動しながら暮らしているわけでも、狩猟採集民のように毎日食料を探し歩いているわけでも、古代の祖先のように頻繁に飢えに苦しんでいるわけでもない。だが人類のゲノムは、このような環境に適応して進化してきた。現代に生きる私たちが、ゲノムが求めるような食生活を送り、オートファジーの力を活用したいのなら、糖質（特に精製された小麦粉と砂糖）と動物性タンパク質を毎日大量に食べるべきではない。私たちの祖先の食事にはタンパク質と脂質が豊富に含まれていたが、現代人のように毎日ふんだんに摂取できていたわけではなく、限られた量しか手に入らなかった。だから、大量の食事を絶え間なく身体に詰め込むべきではない。

確かに、パレオダイエットは身体に悪い大量の精製糖質（特に精製された小麦粉と砂糖）の摂取量削減には優れている。ただし、果物や蜂蜜などの糖質の摂取や、動物性タンパク質を大量にとることが許されている。パレオダイエットが推奨するタンパク質の摂取量は、ｍＴＯＲをオフ、オートファジーをオンにするために必要な量をはるかに超えている。糖質とタンパク質の過剰摂取は「栄養過剰」と呼ばれ、典型的な欧米の食事と同じくらい確実に生活習慣病を引き起こすことが、多くの研究で明らかになっている。第９章では、ｍＴＯＲを抑制しつつパレオダイエットを実践できる食材を紹介する。

第7章

クルミと穀物飼育の牛

これまで見てきたように、精製糖質と動物性タンパク質を過剰に摂取すると、mTORが常にオンになり、代謝のスイッチが「成長モード」に入りっぱなしになり、細胞内の浄化機構であるオートファジーがオフのままになってしまう。mTORを活性化する精製糖質や動物性タンパク質（チーズバーガーやピザ、ボロネーゼパスタ、ステーキ、ポテトなど）の摂取量を減らしながら必要なカロリー摂取量を保つには、高脂肪食が有効だ。

高脂肪食というと、不健康で脂っこい食べ物、大食いの人を思い浮かべるかもしれない。だが前述のように、古くは洞窟に住んでいた古代の原始人から最近では私たちの高祖父母に至るまで、脂肪は私たちの祖先の貴重なエネルギー源であり、健康なレベルの体脂肪は、祖先にとってエネルギーの巨大倉庫のようなものだった。脂肪に頼れたからこそ、アイルランドのジャガイモ飢饉や、大恐慌時代の米国中西部で発生した砂嵐（ダストボウル）が原因の食糧不足なども乗り越えられた。脂肪は筋肉組織や脳、細胞膜など、人体の基本的な構成要素だ。しかし私たちは、脂肪過多の人が増えていることも痛いほどよく知っている。1980～90年代に「脂肪分ゼロ《ファットフリー》」という言葉が食品の宣伝に広く使われるようになった。ところが、脂肪をとらないライフスタイルが意図したのとは逆の効果（その分、精製された小麦粉や砂糖が摂取された）が生じ、余分な脂肪が組織の奥深くや重要な臓器にたまることによって糖尿病や肥満が増加したのは、多くの人にとって予想外だった。この臓器につく脂肪は内臓脂肪組織（VAT）と呼ばれ、腹腔内で内臓を包み込むように蓄積する。

内臓脂肪が最悪なのは、老化した脂肪細胞が大問題を引き起こすからだ。脂肪細胞が老化すると、細胞分裂は止まるが死は拒絶する。老化した脂肪細胞は炎症を誘発するシグナルを発し、免疫系が動き出す。そのため、老化した脂肪細胞が大量にあると、全身性炎症が慢性化するおそれがある。内臓脂肪は臓器の周りに蓄積されるので、老化した内臓脂肪の細胞から発せられた炎症誘発シグナルは、臓器の機能を狂わせ、幹細胞の働きを休止させてしまう。幹細胞はどんな細胞にも分化できる「赤ん坊」のような前駆細胞（訳注＊その細胞に変わる前の段階の細胞）である。幹細胞が休眠状態に入ると、病に冒された組織や臓器の再生・修復のために肝細胞を使えなくなってしまう。炎症が慢性化すると免疫系の働きが過剰になり、関節リウマチや多発性硬化症、炎症性腸疾患、全身性エリテマトーデスなどの自己免疫疾患につながることもある。

この章では脂肪に焦点を当て、良い脂肪と悪い脂肪の違いを詳しく説明する。脂肪については多くの人が誤解し混乱している。それは、どの脂肪をとれば太り、どれが健康になるかについて、ダイエット提唱者や食品メーカーがさまざまな矛盾する主張をしているからだ。食事から良質な脂肪をバランス良く摂取すれば、オートファジーを効果的に活性化できるようになる。

脂質の基礎

まずは基本から始めよう。脂質が人間の健康にとって不可欠だと言われるとき、それはたいてい脂肪酸のことを指している。脂肪酸は、植物や動物、微生物の体内に存在する重要な化学物質で、人間の場合、血圧と炎症を制御し、血液凝固を防ぐ働きを助けている。また、脂肪酸は、細胞の発達と健康な細胞膜の形成を助け、動物の体内での腫瘍形成を抑制し、たとえば乳がん細胞の成長を妨げる。

化学的な説明は簡潔にしておくが、脂質について基本的な理解はぜひ深めていただきたい（医師は別として、たいていの人は脂質について学校で少しだけ習っただけだろう）。脂肪酸は通常、直鎖状（訳注＊枝分かれせず1本の鎖状に連なっている構造）に結合した炭素原子と水素原子の一端にカルボキシ基（－COOH）がついた構造をしている（カルボン酸は、カルボキシ基を持つ有機化合物の総称）。飽和脂肪酸と不飽和脂肪酸は、この結合構造の違いで決まる。炭素原子間の結合がすべて一重の場合は飽和脂肪酸となり、炭素原子間で二重結合や三重結合がある場合は不飽和脂肪酸になる。また、脂肪酸の中には炭素の鎖だけではなく分岐鎖を持つもの（動物性タンパク質に豊富な分枝鎖アミノ酸（BCAA）と混同しないように）や、プロスタグランジン（平滑筋の収縮・弛緩に関わるホルモン様の脂肪代謝産物）のような環状構造のものもある。話が少し複雑になるが、脂肪酸はグリセロール（アルコールの一種）と結合してトリグリセリド（中性脂肪）にもなる。最も代表的な脂肪酸はオレイン酸で、オリーブオイル、パーム油、ピーナッツ油、ひまわり種子油などの植物油に豊富に含まれ、体脂肪の約46パーセントはそれらからつくられる。また、脂肪酸は、必須脂肪酸とそれ以外に分類できる。必須脂肪酸はその名の通り、生存に欠かせないが体内では合成できない脂肪酸で、食事から摂取しなければならない。オメガ3脂肪酸とオメガ6脂肪酸は、必須脂肪酸の2大カテゴリーだ（詳しくは後述）。

私たちが食事に含まれる脂質について語るとき、飽和脂肪酸、不飽和脂肪酸、トランス脂肪酸の3種類を指していることが多い。飽和脂肪酸は常温では固体であり、動物の肉や、ミルク、チーズ、バター、クリームなどの乳製品、ココナッツ油やパーム油、ナッツなどの植物性食品に含まれており、血中総コレステロール値とLDLコレステロール（悪玉コレステロール）値を上昇させる。そのため、心血管系疾患や2型糖尿病の遺伝的素因がある人が飽和脂肪酸をとりすぎると、これらの病気の発症リスクが高まる。「飽和脂肪酸は悪者だ」と考えがちだが、体内のあらゆる細胞が生き延びるために、飽和脂肪酸は不可欠な存在だ。実際、細胞膜の50パーセントは飽和脂肪酸でできており、肺や心臓、骨、肝臓、免疫系などの組織にも使われている。

内分泌系も、インスリンなどのホルモンをつくる必要性を伝える際に、飽和脂肪酸を用いている。また、飽和脂肪酸は、空腹感や満腹感を脳に伝える働きもしている。

トランス脂肪酸は、飽和脂肪酸と似た働きをする人工合成脂肪（訳注＊天然由来も若干存在する）で、トウモロコシ油や大豆油など野菜由来の油を、水素添加（成分表には「水素添加油」や「部分水素添加油」と表記されている）と呼ばれる手法で固体化したものだ。米食品医薬品局（ＦＤＡ）の新方針のおかげで、トランス脂肪酸は加工食品から姿を消しつつあるが、依然としてスナック菓子（クラッカー、ポテトチップス）や市販の焼き菓子（マフィン、クッキー、ケーキ）、ショートニング、ファストフードの揚げ物など、多くの加工食品に含まれている。トランス脂肪酸は非常に有害であり、健康上のメリットはほとんどない。私は、トランス脂肪酸が数年以内にすべての食品から一掃されることを希望する。

不飽和脂肪酸は常温では液体で、多くの野菜やナッツ、油に含まれており、一価不飽和脂肪酸と多価不飽和脂肪酸に分類できる（一価不飽和脂肪酸は分子構造において炭素同士の二重結合が一つ、多価不飽和脂肪酸は二つ以上ある）。研究によれば、一価不飽和脂肪酸が豊富な食品は、血中コレステロール値を改善させる。[注1] また、インスリン値と血糖値にも、明らかにプラスの影響を与える。この二つの値は、体重増加と糖尿病発症リスクをコントロールするための優れた指標だ。[注2] 一価不飽和脂肪酸は、オリーブオイルやキャノーラ油、アボカド（とそれに由来する油）などに含まれている。[※] 多価不飽和脂肪酸は、主に植物由来の食品・油、魚由来の油（サケ、ニシン、オヒョウ、海藻など）に含まれ、この脂肪酸を豊富に含む食品を摂取すると血中コレステロール値が改善し、2型糖尿病の発症リスクが低下することが研究でわかっている。(注3) 多価不飽和脂肪酸の一種でとりわけ健康効果が高いのが、オメガ3脂肪酸である。

オメガ3脂肪酸の中でも特に重要なのは、ドコサヘキサエン酸（DHA）とエイコサペンタエン酸（EPA）だ。健康面の効果からDHAのほうがEPAよりも注目されているが、私たちには両方が欠かせない（毎日200〜300ミリグラム以上の摂取が望ましいが、平均的な米国人はこの25パーセント未満しか摂取していない）。DHAは哺乳動物の脳の主な構成成分で、脳内に最も豊富に存在するオメガ3脂肪酸である。そのため、DHAは脳の働きを強化し、認知機能低下や認知症のリスクを減らす効果があるとよく謳われる。DHAはニューロンの細胞膜の主要な成分だが、体内での生成が非効率なため、DHAが豊富な魚や卵から摂取する必要がある。

DHAが脳や認知機能に影響を与えるメカニズムは、徐々に明らかにされ始めている。たとえば脳に外傷のあるげっ歯類にDHAサプリメントを摂取させると海馬のBDNF（脳由来神経栄養因子、脳の成長を促すホルモン）レベルが上昇し、認知機能が高まることがわかっている。DHAレベルと脳容量の相関を示す研究も多い。2014年に、「女性の健康イニシアチブ記

※ キャノーラ油は健康関連のメディアで評判が悪い。過度に精製されていることがあり、オリーブオイルほど健康に良いという評価を得ていない。しかし、煙点（オイルから煙が立ち始める温度）が高いため、強火の料理に向いている。使用する場合は、高品質のオーガニック製品を選ぼう。

憶研究」（Women's Health Initiative Memory Study）に参加している1100人以上の閉経後の女性を対象にした大規模研究が行われた（注4）。類似研究と同様、この研究でも開始時と8年後にMRIで対象者の脳容量を測定した。結果は、DHAレベルが高い人ほど脳が大きくなり、特に脳の記憶中枢である海馬が大きくなったことがわかった。2012年の研究では、有名なフラミンガム心臓研究に参加していた1500人以上の男女にも、同様の結果が表れたと報告された（注5）（フラミンガム心臓研究は科学史上、屈指の価値ある長期研究と見なされ、疾患の危険因子の理解に役立つ大量のデータを提供している。1948年にボストン郊外のフラミンガムに住む30歳から62歳の健康な男女5209人を被験者として募集して以来、年齢、性別、身体的特徴、遺伝的パターンなどに基づき、生理学的な状態の変化が観察され続けている（注6））。

つまり、加齢に伴う脳の萎縮を防ぎたいなら、DHAを多く摂取することが有効な方法の一つになる。DHAは脳の可塑性《かそせい》を促進することで脳の認知能力を向上させると考えられている。脳の可塑性とは、脳のシナプス間の伝達経路を変えたり、神経回路を再構築したりする脳の能力のことだ。脳の可塑性が高まるとシナプス間の接続が強化され、情報伝達がスムースになる。グルコース利用とミトコンドリアの働きも促進され、それによって酸化ストレスが低下するので、代謝にも良い効果をもたらす。これらの効果はすべて、間欠的断食、カロリー制限、タンパク質循環などの条件が整っていれば、オートファジーの起動を助ける。

ここで極めて重要なことを説明しよう。なぜDHAが脳に有益で、認知機能を向上させるのか。それは、食事に含まれている豊富なDHAが、細胞膜(特に脳のニューロンを包む膜)の形成に不可欠な成分となるからだ。DHAが不足していると、細胞はオメガ6脂肪酸などの他の分子を膜の成分に取り込もうとする。だが、これらの分子は順応できず、細胞内に入力される電気刺激の伝達を妨げる。また、代用した場合、Gタンパク質と呼ばれる構造に影響が及ぶ可能性がある。Gタンパク質は細胞膜の内側にあり、脳細胞間の情報伝達に重要な役割を果たす。Gタンパク質は、膜の内側にある分子が外側にある分子とコミュニケーションをとるのを助けてくれる。

もう一つのオメガ3脂肪酸であるEPAは、炎症の重要な調節因子で、特に脳細胞の炎症を抑えるのに重要と考えられている。うつ病やADHD、脳損傷などの脳関連疾患に関する研究の多くで、EPAはDHAよりも優れていることが示されている。つまり、私たちにはDHAとEPAの両方が必要なため、食品やサプリメントに両方の成分が含まれていることも多い。

コレステロールは、専門的には脂質と見なされないこともあるが重要だ。コレステロールはワックス状の柔らかい物質で、すべての細胞につくる能力がある。意外にも、HDL(高密度リポタンパク質)とLDL(低密度リポタンパク質)という私たちがよく耳にする2種類のコレステロールは、異なるコレステロールではない。これは、コレステロールと結合するリポタンパク質の密度の違いを表すものであり、コレステロールを運ぶための2種類の船としてそれぞれ役割を果たしている。人間が生きるためにはLDLとHDLのどちらも必要だが、そのバランスが崩れることがある。ＨＤＬ値が低いと心疾患の発症リスクが低下し、ＬＤＬ値が高すぎると動脈硬化や血栓のリスクが高まる。コレステロールは他の飽和脂肪酸とともに細胞膜を形成するだけでなく、細胞膜を保護したり、細胞膜の透過性を監視したりする門番としての役割も担っている。そのおかげで、細胞の内外でさまざまな化学変化を起こすことができる。たとえば、脂質を消化し、脂溶性ビタミンの吸収を促すために胆嚢から放出される胆汁酸塩はコレステロールでできている。私たちは、コレステロール値が低いことのメリットをよく耳にする。しかし、この値が低すぎると、脂質を消化する能力だけでなく、コレステロールが部分的に管理をしている身体の電解質バランスも損なわれてしまう可能性がある。

コレステロールは脳の機能と発達も支えている。脳の重さは体重の2パーセントほどだが、体内の総コレステロールの25パーセントを占めている。脳の重量の5分の1がコレステロールだ。脳にこれほどコレステロールが多いのは、脳内でコレステロールをいかに利用できるかで、新しいシナプスを成長させられるかどうかが決まるからではないかと考えられている。コレステロールは脳細胞の膜をつなぎ合わせ、結合したシナプス間を伝達信号が伝わりやすくする。脳内のコレステロールは、強力な抗酸化物質としても働き、脳をフリーラジカルによる損傷から保護する。体内にコレステロールがなければ、エストロゲンやアンドロゲンなどのステロイドホルモンや、非常に重要な脂溶性抗酸化物質であるビタミンDを生成することもできない。なぜなら、コレステロールはこれらのホルモンの材料（前駆体分子）になるからだ。

脂質を積極的に摂取すべき大きな理由は、身体のさまざまな部分に材料や機能が提供されることに加えて、必須脂溶性ビタミン（A、D、E、Kなど）の吸収や活用が促されることだ。脂溶性ビタミンは水に溶けず、吸収のためには周りに脂肪があることが欠かせない。ビタミンKが不足すると、血を凝固させる能力が低下し、自然出血を起こすことがある（まれに死亡の可能性もある出血性疾患を予防するため、出生直後の新生児にビタミンKが投与されることがある）。ビタミンAが不足すると、失明や感染症にかかるリスクが高まる。ビタミンDが不足すると、うつ病、神経変性疾患、さまざまな自己免疫疾患（たとえば1型糖尿病）などにかかりやすくなり、心臓疾患（特に高血圧や心臓肥大）のリスクを高めるおそれもある。米国人の食事は加工食品が多いため、ただでさえビタミンが不足しがちだ。その状態で脂質の摂取を減らしてしまうと、ビタミン欠乏症になるリスクがさらに高まってしまう。

脂質のパラドックス

世界には、脂質の多い食生活をしていながら、高脂肪食が原因とされる典型的な病気にかからない有名な集団がいくつか存在する。たとえば、カナダ・ケベック州北部にあるイヌイットの居住地ヌナビク村では、40歳以上の成人は、摂取カロリーのほぼ半分を天然の食材からとっている。その大半は、野生を自由に歩き回り、自然の植物や生物（畜舎に押し込められて飼育されているのではない）を食べる野生動物の肉だ。(注7) カロリー摂取量の半分以上は脂質だが、都市部に住むカナダ人や米国人に比べて心臓発作で死ぬ確率は約半分しかない。ヌナビク村の住民の食事が、病気の予防に役立つオートファジーの働きを助けていることは間違いない。(注8)

重要なのは、野生動物と家畜では、脂肪に大きな違いがあることだ。(注9) 野生動物の脂肪は、家畜に比べて飽和脂肪酸の割合が低く、一価不飽和脂肪酸（オリーブオイルなどに含まれる脂肪酸）の割合が高い。脂肪1グラムに含まれる多価不飽和脂肪酸の割合も、家畜の5倍以上ある。また、野生動物の脂肪には、かなりの量（約4パーセント）のオメガ3脂肪酸（EPA）が含まれている。前述のように、この脂肪酸には動脈硬化や炎症、認知機能などに対する改善効果が見られるため、現在は臨床研究が進行中だ。一方、家畜の牛肉（たとえば米農務省認定の牛肉）には、この重要な栄養素がほとんど含まれていない。大量生産される牛肉のおおもとである肉牛は、穀物や大豆、トウモロコシ、栄養補助飼料などを粉末などに加工した濃厚飼料を与えられ、さらに成長ホルモンや抗生物質が投与されることも多い。濃厚飼料によって牛肉に含まれる栄養成分は変化し、自然の環境で放牧され牧草だけを食べて育った牛肉よりも1グラム当たりのカロリーが増え、良質な脂質の割合も下がる。

また、イヌイットが普段食べている冷水魚や海洋哺乳類の肉には、オメガ3多価不飽和脂肪酸が特に豊富だ。前述のように、この脂肪酸は心臓や血管系にとって有益と考えられている。米国人の食事に多く含まれる多価不飽和脂肪酸は、植物油、豆類（一部を除く）、ナッツ、種子に含まれる炎症誘発性のオメガ6脂肪酸が主なのに対し、イヌイットが食べているクジラは、脂肪の約7割が一価不飽和脂肪酸、3割近くがオメガ3多価不飽和脂肪酸だ。

オメガ3脂肪酸はＨＤＬコレステロールを増やし、中性脂肪を低下させる。また、血液をさらさらにする抗凝固作用でも知られている（イヌイットは鼻血を出しやすいと民族誌学者は言う）。心不全につながる不整脈から心臓を守るとも考えられている。また、「天然のアスピリン」のように作用し、アテローム性動脈硬化症（訳注＊血管内に粘着性の脂肪物質「プラーク」が蓄積し、血管内が狭くなる病気）や糖尿病、肥満、関節炎、認知症などを引き起こす炎症プロセスにブレーキをかける。(注10)

1908年、デンマーク人医師のオーガスト・クローとマリー・クローの夫妻はグリーンランドのイヌイットの食事の研究を行い、(注11)当時わかっている中で最も肉の消費量が多い集団であることを示した。その後、同じくデンマーク人医師のハンス・オラフ・バンとヨーン・ダイアベルグが、それぞれ1970年と1979年の研究で同じ結果を裏づけ、(注12)主にオメガ3脂肪酸が豊富なアザラシや小型のクジラを主食とするグリーンランドのイヌイットの食事は、カナダのイヌイットの食事に似ていることも発見した。オメガ3脂肪酸の摂取量の多さは、これらの集団に心血管疾患の発生率が低い要因と考えられる。欧米でも、特に植物性マーガリンがバターの代わりによく使われるようになってから、多価不飽和脂肪酸の摂取量が増えたが、マーガリンはオメガ3ではなく、オメガ6脂肪酸だ。このことをさらに詳しく見てみよう。

オメガ3脂肪酸とオメガ6脂肪酸

必須脂肪酸の2大カテゴリーはオメガ3脂肪酸（以下、オメガ3）とオメガ6脂肪酸（以下、オメガ6）だ。オメガ6は皮膚病や関節炎の治癒、がん細胞との戦いに役立つ。重要なのは適量をとることだが、現代人の多くは、肉や一部の野菜、植物油（植物油は米国人の食事における最大の脂質の源である）、豆類、ナッツ類、種子などから、この炎症誘発性の脂肪酸を過剰に摂取している。

一方、オメガ3は、前述のように体内でいくつもの重要な役割を果たしている非常に価値の高い脂肪酸だ。細胞や臓器の正常な機能や細胞壁の形成を助け、全身への酸素循環を促す。この脂肪酸が不足すると、血管内に血栓が生じやすくなり、大幅に不足すると、記憶力や気分、視力の低下、毛髪や皮膚のトラブル、不整脈、免疫系の機能低下などが起こりやすくなる。また、オメガ3が豊富な高脂肪食は、飽和脂肪酸またはオメガ6を多く含む食事よりもインスリン抵抗性を起こしにくくすることが多くの研究によって示唆されている。オメガ3が豊富な食事は、肝細胞や骨格筋や脂肪細胞においてはインスリン受容体へのインスリンの結合親和性を高め、骨格筋と脂肪組織ではインスリン感受性を改善する。

これは良いニュースだが、悪いニュースもある。オメガ3は標準的な米国人の食事にあまり含まれておらず、オメガ6がオメガ3の20倍も含まれている。これは問題だ。つまり、オメガ6に偏っていることによって身体は最適なバランスを保ちにくくなり、結果としてオートファジーの作用が妨げられてしまうからだ。

旧石器時代の頃、人間の食べ物に含まれるオメガ6とオメガ3の比率は約2対1から1対1だった。だが、現在は約20対1であり、加工食品を避けていても、魚をあまり食べず、オメガ3が豊富な魚油のサプリメントをとっていなければ、おそらく10対1程度と考えられる。最近の研究では、オメガ6を含む食品を摂取すると空腹感が高まり（そのため肥満につながる）、オメガ3を含む食品を摂取すると空腹感が弱まることが示されている。パレオダイエットは、オメガ3とオメガ6のバランス改善に役立つ。加工食品や植物由来の食用油、マヨネーズ、ナッツ類などを減らし、低GIの炭水化物の摂取量を増やすことで、炎症を誘発するこの悪い油（オメガ6）の摂取量を大幅に減らせるからだ。肉や肉の脂を食べるのは良いことだと考える人もいるかもしれないが、その動物が何を食べて育ったかによって、成分に大きな違いがあることに注意すべきだ。

旧石器時代の頃、大型の狩猟動物は移動しながら野草を食べていたため、土壌に含まれるミネラルが枯渇することもなかった。これらの動物の肉に含まれるオメガ6とオメガ3の割合は2対1から1対1。そのため、当時の人間が肉を食べることはとても健康的だった。だが、現在の高密度家畜飼養施設（CAFO）では、何千頭もの牛や豚、鶏が押し込められ、自由に動き回れない状態で飼育されている。家畜にはさまざまな穀物が与えられるが、大部分はトウモロコシだ（前述のように、大豆や栄養補助飼料が与えられることもある）。たとえば、Tボーンステーキに含まれる飽和脂肪酸の含有量は、トウモロコシ飼育の牛が100グラム当たり約9グラムなのに対し、放牧による牧草飼育の牛は100グラム当たり約1・3グラムしかない(注13)。オメガ6とオメガ3の比率は穀物飼育牛よりも放牧牛のほうがはるかに優れている。だが、牛肉を頻繁に食べることによってオメガ6の摂取量が増え、それによって身体の炎症レベルが大幅に上がることはあまりないだろう。大量摂取による身体への影響が危惧されるのは、植物油（トウモロコシ油、大豆油、サフラワー油）やナッツから摂取するオメガ6のほうだ。これらの植物油は加工食品の多くに使われているため、気づかないうちに摂取してしまいやすい見えない油だ。

ナッツについては、あまり知られていない点を指摘しておきたい。後述の表を見ると、クルミとアーモンドのオメガ6含有量が驚くほど多いことがわかる。ナッツには「健康的な脂質」が含まれているとよく言われるが、種類によって違う。毎日摂取したいナッツとして私のテストに唯一パスしたのはマカダミアナッツだ。オメガ3とオメガ6の比率がベストで、脂肪のほとんどが一価不飽和脂肪酸だからだ。アーモンド、ピーナッツ（正確には、木の実ではなく豆類）、ブラジルナッツにはオメガ3がほとんど含まれておらず、大部分がオメガ6だ。もちろん、アーモンドやピーナッツ、クルミ、（特に）ブラジルナッツも、健康的な食事の一部になりうる。だが、毎日ナッツをたくさん食べるのなら、オメガ3とオメガ6のバランスが良いものを選ぶべきだ（選択肢がオメガ６を多く含む加工食品とナッツなら、種類を問わずナッツを選ぶこと）。

オメガ６を多くとりすぎると健康に悪いことは、以前から知られていた。１９６６年、オーストラリアで行われた「シドニーにおける食事と心疾患に関する研究」では、過去に心臓発作を起こした経験のある４４８人の中年男性を、自由に食事をするグループと、トランス脂肪酸とコレステロールが少なく、オメガ６（主にサフラワー油）が豊富な食事をとるグループ（食事療法グループ）に、ランダムに割り当てた。[注14] 両グループの心臓発作の発生率と死亡率を７年間追跡したところ、驚きの結果が得られた。食事療法グループでは、ＬＤＬコレステロール値が大幅に低下したが、６パーセント以上が死亡していたのである。これは、18人に１人がこの食事療法が原因で死亡したことを示唆していた。研究期間中に実施した血液検査では、食事療法グループのコレステロール値と中性脂肪値が大幅に低下し、意図した効果が得られていた。それにもかかわらず、結果的には心臓疾患による死亡率が６パーセントも増加していた。これは両グループの生存率の差をはっきりと説明するものだった。悪い脂肪（トランス脂肪酸と食事性コレステロール）を健康効果が期待されると思われていたオメガ６脂肪酸に置き換えたところ、心臓疾患による死亡率はむしろ増加したのである。

心臓疾患の予防に食事がもたらす役割についての最も説得力のある報告は、１９９９年に発表された「リヨンにおける食事と心疾患に関する研究」[注15]だ。この研究では、心臓発作の経験者を二つのグループに分け、一方は米国心臓協会が推奨する食事（基本的には米農務省のガイドラ

さまざまな食品のオメガ6脂肪酸とオメガ3脂肪酸の含有量

食品	カロリー(kcal)	オメガ6脂肪酸(mg)	オメガ3脂肪酸(mg)	飽和脂肪酸(mg)	オメガ6/オメガ3比率
ツナ水煮缶(ライト)、1缶(165グラム)	191	15	464	400	0.03
エビ調理済、大、湿式加熱、(85グラム)	84	18	295	200	0.06
サーモン(紅鮭)、乾式加熱(85グラム)	184	96	1210	1600	0.08
ブロッコリー(花芽)、調理済(85グラム)	28	17	111	100	0.15
ほうれん草(生)2カップ(60グラム)	14	16	83	0	0.19
亜麻仁、全粒、大さじ1(10グラム)	55	606	2338	400	0.26
サーモン(太平洋産)、養殖、乾式加熱(85グラム)	175	566	1921	2100	0.29
ロメインレタス、1食分(85グラム)	15	40	96	0	0.42
ブロッコリー、調理済、1/2カップ(78グラム)	27	40	93	100	0.43
インゲン豆、調理済、1カップ(177グラム)	225	191	301	100	0.63
ケール、調理済み。1カップ(130グラム)	36	104	135	100	0.77
クルミ、14ハーフ(28グラム)	183	10666	2542	1700	4.2
グリンピース、冷凍、ゆで、カップ(80グラム)	62	84	19	0	4.42
牛肉、牧草飼育、ひき肉、生(112グラム)	215	480	98	6000	4.9
大豆油、大さじ2(28グラム)	248	14361	1935	4300	7.42
大豆、調理済、1カップ(172グラム)	298	7681	1029	2200	7.46
豆腐、生、木綿、1/2カップ(126グラム)	183	5466	733	1600	7.46
鶏肉、胸肉、ロースト、角切り、1カップ(140グラム)	231	826	98	1400	8.43

食品	カロリー (kcal)	オメガ6脂肪酸 (mg)	オメガ3脂肪酸 (mg)	飽和脂肪酸 (mg)	オメガ6／オメガ3比率
鶏肉、モモ肉、ロースト、角切り、1カップ(140グラム)	267	2268	238	3200	9.53
牛肉、穀物飼育、ひき肉、生(112グラム)	372	668	68	12800	9.82
オリーブオイル、大さじ2(28グラム)	248	2734	213	3900	12.84
マクドナルドのチキンマックナゲット、4個(64グラム)	186	3505	191	2000	18.35
オートミール(オールドファッションドタイプ)、レギュラー、ドライ、1/3カップ(27グラム)	102	594	27	300	22
玄米、中粒、調理済、1カップ(195グラム)	218	552	25	300	22.08
ビーフパティ、調理済み(112グラム)	306	460	20	8400	22.6
トウモロコシ、ゆで、大1本(118グラム)	127	691	21	200	32.9
ピーナッツバターサンドクッキー、3枚(42グラム)	201	1548	45	2100	34.4
コーン油、大さじ2(28グラム)	248	14983	325	3400	46.1
ピスタチオ、ドライロースト(28グラム)	160	3818	73	1600	52.3
ゴマ(生)、大さじ2(18グラム)	103	3848	68	600	56.59
カボチャの種(28グラム)	151	5797	51	2400	113.67
ピーナッツバター、大さじ2(32グラム)	188	3610	16	3000	225.63
ひまわりの種(生)(28グラム)	164	6454	21	1200	307.33
ピーナッツ(バレンシア、生)(28グラム)	160	4616	3	2100	1538.67
アーモンド(ゆで)(28グラム)	163	3375	0	1100	—

(数値の見方)オメガ6＝低いほど良い、オメガ3＝高いほど良い、飽和脂肪酸＝低いほど良い、オメガ6／オメガ3＝低いほど良い
(出典)データはnutritiondata.self.comによる

イン。当時は「食品ピラミッド」と呼ばれていた）をとり、もう一方は、果物や野菜、魚が豊富な地中海式の食事をとっただけでなく、食事にオメガ3を補充し、オメガ6の大部分をカットした。4年後、両グループの人々のコレステロール値は同等だった。だが、地中海式の食事をしたグループの人々は、大量のオメガ6の摂取が許されていた米国心臓協会推奨の食事をしたグループに比べて、致死的および非致死的な心臓発作の発生率が7割以上少なかった。

この研究は、「高コレステロールの食事は心臓病を招く」という従来の理論に異を唱えるものになった。実際、地中海式の食事には他の食事に比べて統計的に有意なメリットが認められたため、研究は予定より早い段階で終了した。何より、地中海式の食事をとったグループでは、実験中の4年間で心臓突然死（突然、不整脈に襲われて心拍が停止し、脳に血液が循環せず死に至る病気のこと）に見舞われた人が一人もなく、がんの罹患率も低かった。両グループ間には喫煙、薬剤の服用状況（抗脂質薬を含む）、運動、体重、血圧、心理社会的因子に関して有意差はなかったため、栄養摂取の影響だけを調べることができた。

２０１７年、米国心臓協会が、ココナッツオイルは健康に良くない飽和脂肪酸だという声明を発表し（注16）、医学界は大騒ぎとなった。この声明の裏に金銭的な動機があることを疑う意見もあった。米国心臓協会は、大豆生産者から資金提供を受けていたからだ。だが現在では、ココナッツオイルは精製されておらず自然な形のもの（精製穀物油とブレンドされていないもの）を摂取する限り、「不健康ではない」ことが常識になっている。ココナッツオイルは優れた料理油で、食べ物に豊かな風味を加えることもできるうえに、中鎖脂肪酸（MCT）をとることもできる。また、ココナッツオイルを過剰に摂取することは考えにくい。

オメガ3脂肪酸の驚くべき効果

オメガ3は代謝を速め（この脂肪酸を豊富に含む餌を食べる海鳥やアザラシなどの動物は、身体の大きさの割に極めて代謝率が高い）、体内の炎症を抑えるのに役立つのに対し、オメガ6は代謝を遅らせ、炎症を悪化させる。このことは、なぜ現代の食事によって人々が肥満になり、炎症を要因とする慢性疾患が増えているのかを解き明かす一つの鍵となる。私たちは単に食べすぎているのではなく、オメガ6が多く含まれる食べ物をとりすぎているのだ。オメガ3に比べてオメガ6の比率が高いと骨密度の低下など骨にも悪影響が及ぶ。

オメガ6はさまざまな種子や穀物に含まれ、特に欧米で広く普及している植物油に多く含まれている。加工食品で最もよく用いられている油は、成分の約9割がオメガ6脂肪酸である大豆油だ。大豆油はとても価格が安いため、現在の米国ではオメガ6の最大の供給源になっている（米国人の体脂肪に含まれるオメガ6脂肪酸の量は、50年前に比べて3倍以上増加した）。それに加え、食品の質も変わった。食肉用の家畜に与える餌はかつての野生の植物や草から、オメガ6を豊富に含む穀物（トウモロコシは特にオメガ6が豊富）にどんどん置き換わっている。このため、高密度家畜飼養施設で育てられる家畜の肉に含まれるオメガ3は、放牧牛に比べて激減した。

地中海式ダイエットの健康的な脂質

「地中海式ダイエット」という用語は、地中海地域に住むあらゆる人々が同じような食事をしているという響きがあり、誤解を招くネーミングだ。実際には、地中海沿岸の国々の食生活や宗教、文化は多様だ。国によって、食事に含まれる脂質の質やよく食べる肉の種類、ワインの摂取量、牛乳とチーズの消費量の比率、果物や野菜の種類、心血管疾患やがんの発症率などが異なる。この地域で最も病気になる人が少なく、平均寿命が長いのはギリシャだ。ギリシャの伝統的な食事（欧米の食文化の影響を受ける以前の1960年頃の食事）に関する大規模研究によれば、人々が多く摂取しているのは果物や野菜（特に天然のもの）、ナッツ、穀物（高GIのパスタより、低GIのサワードウブレッドが主）、オリーブオイルとオリーブ、山羊乳や羊乳チーズ（牛乳は少ない）、魚（肉類は少ない）である。ワインは他の地中海諸国よりも摂取量が少ない。

クレタ島の住民の食事パターンの分析によれば、食事はオメガ3とオメガ6のバランスが取れていて、セレンやグルタチオン、豊富な食物繊維、抗酸化物質（特にワインに含まれるレスベラトロールと、オリーブオイルに含まれるポリフェノール）、ビタミンE、Cなど、疾病予防に効果的な成分が多く含まれており、その一部は乳がんを含むがんにかかるリスクの低下と関連することが示されている。(注17) 本書が推奨する「地中海式ダイエット」は、伝統的なギリシャの食事のことを指し、オートファジーの力と病気にならない力を活用するために最適な食事法だ。

2013年4月、ニューイングランド・ジャーナル・オブ・メディシン誌に、地中海式ダイエットに従った55歳から80歳の人々の心臓病や脳卒中の発症リスクが、典型的な低脂肪食に従った人々よりも低いことを示す画期的な大規模研究が掲載された。(注18) その違いは30パーセントにも達した。研究者たちは当初の予定よりも早く実験を打ち切ることにした。なぜなら、健康的な油の摂取が少なく市販の焼き菓子などをたくさん食べている人にとって、低脂肪食は非常に有害だったからだ（2018年、この研究者たちは、実験方法に関する批判を受け、元の論文を撤回し、同じデータを再度分析した結果を同誌に発表した。(注19) 元の研究手法には欠陥があったものの、導かれた結論は同じだった。これは主として、食事がもたらす影響に関する実験を実施する際に、研究者が完全にコントロールできる因子の範囲に限界があったためだ）。

地中海式ダイエットは2017年にも、脳の健康（特に脳の容積の維持）に良いとして注目を浴びた。脳は加齢とともに萎縮する傾向があるため、その容積（と機能）を維持できれば大きな価値がある。同じ年にニューロロジー誌に掲載された研究によると、地中海式ダイエットにきちんと従っている高齢者ほど脳の容積が大きかった。[注20] 研究を実施したスコットランドの研究者らは、核磁気共鳴画像法（ＭＲＩ）を用いて、被験者４０１人を対象に73歳時と76歳時の脳の容積を測定した。脳容積の違いをもたらす可能性がある糖尿病や高血圧、教育などの要因を考慮に入れて調整したあとでも、結論は明確だった。すなわち、地中海式ダイエットに従わない人ほど、3年間で脳の萎縮は進行していた。地中海式ダイエットに最も従っていた被験者は、最も従わなかった被験者に比べて、平均で10ミリリットルも脳の容積が大きかった。

　地中海式ダイエットが2型糖尿病に良い影響を与えることを示す研究も多い。この分野の複数の研究を対象にしたレビュー調査によると、これまでに発見された証拠は地中海式ダイエットが2型糖尿病の発症を予防し、糖尿病患者の血糖コントロールを改善し、心血管疾患のリスクを低下させることを示唆している。[注21] また複数の研究が、心血管疾患の発症リスクだけでなく、空腹時血糖値とヘモグロビンＡ１ｃ（血糖）値が改善することを示している。

　一方、脳卒中のリスクが高まる可能性があることが、高用量の魚油を摂取する人を研究している多数の研究者によって指摘されている。これは、グリーンランドのイヌイットの疫学的データが、デンマーク人よりも脳卒中の発症率が高いことを示していたからだ。魚油にこうした潜在的な副作用があるかどうかを確かめるために、日本の漁村と農村の住民（二つの村は30キロメートル離れている）を比較した研究が実施された。[注22] その結果、漁村（魚の摂取量が多い）のほうが、農村（魚の摂取量が少なく、魚油の摂取量も少ない）よりも脳卒中の発生率がはるかに低いことがわかった。漁村の住民の血液中のオメガ6対オメガ3の比率は1・5対1だった。これは私の推奨値の下限である（第9章を参照）。別の研究では、出血性の脳卒中を患ったグリーンランドのイヌイットのオメガ6対オメガ3の比率は0・5対1（私の推奨値の下限の3分の1）で、脳卒中を患っていなかった人でも0・8対1（私の推奨値の下限の約半分）だった。(注23) オメガ6とオメガ3の比率が私の推奨値の3分の1である場合、脳卒中のリスクが高まる。しかし米国人は一般的にオメガ6を大量摂取しているため、毎日25グラムのオメガ3を摂取しているアルツハイマー病患者でさえ、オメガ6対オメガ3の比率が1・5対1を下回ることはめったにない。

この問題を避けるには、エキストラバージン・オリーブオイルをできるだけ使うという方法もある。エキストラバージン・オリーブオイルは、種子ではなく果実（オリーブ）に由来するので、他の一価不飽和脂肪酸に比べて抗酸化物質が非常に豊富だ。オリーブオイルに含まれているスクワレンと呼ばれる強力な抗酸化物質が、魚油の大量摂取によって血液中に増えた酸化生成物をほぼすべて取り除く効果があることが示されている。このため、第9章で紹介する食事プランの中でも、一価不飽和脂肪酸（特にオリーブオイル）を重要な食品に位置づけている。

もちろん、ビタミンEのサプリメントを毎日45～180ミリグラム摂取することも、この問題の回避に役立つ。オメガ6とオメガ3の比率は、オンラインで入手できるキットを使って簡単にテストできる。この比率が1・5対1から3対1の間にあると、「良いオメガ」と「悪いオメガ」のバランスがとれた健康的なゾーンにいることを意味する。第9章で紹介するブログラムでは、この二つの脂肪酸を適切に摂取するための方法を提案している。この脂肪酸を含む食品を摂取したくない人にとっては、サプリメントが重要になる。

オメガ3の摂取が特定のメリットをもたらすことを示す研究は多い。コクラン・データベースのシステマティック・レビューに発表された2018年のよく知られた研究では、オメガ3の摂取に関連する臨床研究79件のレビューを実施した結果、摂取したグループの被験者に関して全死亡率と心臓疾患による死亡率の減少は見られなかった。(注24) ただし、対象となった研究では、私が必要と考えているよりはるかに低い量のオメガ3しか摂取していないケースが多かった(また、オメガ3を豊富に含む食事をとっている北極圏周辺の人々の摂取量と比べると、1桁少ない)。私は、血液検査でオメガ3の値(オメガ3インデックス)が8パーセント以上になることを目指して摂取すべきと考えている。私自身、毎日大さじ1杯の液状の魚油(味つき)を摂取し、市販の血液検査キットで測定したところ、数カ月で約10パーセントまで値を上げることができた。

オメガ3の過剰摂取を心配する必要はまずない。十分な量の摂取を心がけていると、結果としてオートファジーを活性化しやすい食べ物を多く口にできるようになる。

オメガ3脂肪酸が多く含まれる食品

- 濃い緑色の葉もの野菜(ブロッコリー、ほうれん草など)
- 冷水性で脂質の多い天然魚(サケ、サバなど)

- 牧草飼育（グラスフェッド）の肉
- 卵（平飼い）
- 麻の実（ヘンプシード）
- 亜麻仁《あまに》
- チアシード
- アボカドオイル
- 魚油
- 菜食主義者に優しい、藻由来のEPAとDHAを含むサプリメント

オメガ6脂肪酸のとりすぎに注意すべき食品

- オメガ6を豊富に含む植物油（ひまわり油、コーン油、大豆油、ピーナッツオイル、綿実油）
- これらの油を含む加工食品
- 多くの豆類、ナッツ類、種子類

第8章 クジラ、げっ歯類、喫煙者

ラロン症候群の低身長症の人々を対象にした研究によって、ＩＧＦ−１の減少が抗がん効果をもたらすことが示されたように、人類の遠い親戚である哺乳類からも、定期的にｍＴＯＲのスイッチを下げ、オートファジーを活性化させることで、がんになりにくくなるという教訓を学べる。言うまでもなく、がんは非常に恐ろしい病気だ。あらゆる人間の死因の中で、２番目に多く（１位は心疾患）、４人に１人ががんで死んでいる（訳注＊日本では、がんが第１位）。研究によって、ホッキョククジラやハダカデバネズミ、さらには軽度の喫煙者も、がんを避けるためにｍＴＯＲを抑制し、オートファジーを活性化させていることがわかっている。

人間の健康を向上させるために、クジラやげっ歯類、喫煙者の習慣や生活環境を研究するのは奇妙に思えるかもしれない。だが、科学の世界では、このように意外なものが研究対象になるケースが珍しくない。私たちはどんなものからでも、学ぶことができる。

ホッキョククジラの知られざる生態

ホッキョククジラは海に生息する哺乳動物の中で最大ではないが、現存する動物の中で最大の口（体長の3分の1を占める）を持っている。体長は約20メートルにもなり、極端に大きな頭部とずんぐりとした胴体が特徴的だ。また、あらゆる動物の中で脂肪が最も分厚く、結果として不運にも数百年にわたり捕鯨の格好の標的となり、個体数は減少の一途をたどっている。生息するのは北極域の流氷周辺の浅瀬で、ほかのクジラと異なり暖かい海域には移動せず、1年中、北極圏の冷たい海域にとどまる。ただし、夏（餌場を求めて）と冬（越冬のため）の間に北極海域内を移動する。ヒゲクジラの一種に分類され、歯を持たず、「ひげ板」と呼ばれる上顎から生えた長いひげを用いて餌を濾《こ》して食べる。巨大な口を開けて海底をかすめるように進み、動物性のプランクトン（オキアミ類や甲殻生物のカイアシ類など）を飲み込む。生命を維持するために、1年間で約100トンの甲殻類を食べる必要がある。これらの食物にはオメガ3脂肪酸がとても豊富に含まれているため、結果として当然ながらホッキョククジラの脂肪には高レベルのオメガ3が含まれ、オメガ6は検出されない。同じく餌にビタミンDが豊富に含まれているので、ホッキョククジラの肉にもビタミンDが多く含まれている。

17世紀から20世紀初頭にかけて、ホッキョククジラは、油や肉、衣料や道具（コルセットの

ホッキョククジラの大きさ

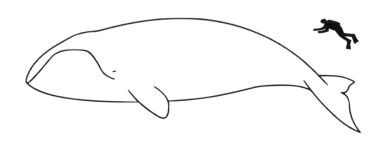

（出典）Chris huh (converted by King of Hearts) via Wikimedia Commons

ステー、傘の骨、馬車用のむちなど）などを目的とした商業捕鯨の対象となった。(注1) 現在では、アラスカの先住民の一部が限られた数のホッキョククジラを捕獲し、食料や手工芸品の素材にすることが許されている。ホッキョククジラはシャチの餌食にもなるほか、重い氷の下に閉じ込められて凍死するケースもあれば、自然界の生活の中で命を落とすケースもある。個体数が少なく、極寒の海の中に生息しているため、大型のクジラの中で最も研究が難しいとされている。さらに、歯がないため（他の哺乳類では、歯で年齢を推定する）、自然死したときの年齢を推定することが難しい。ただし、外敵に殺されなければ、このクジラがこの先どれくらい長く生きられるかを知る手がかりがいくつかある。

アラスカ州バローの野生生物管理局の野生

生物学者クレイグ・ジョージは、目の水晶体に含まれるアミノ酸の変化を調べることで、ホッキョククジラの年齢を測定した。ジョージらは1978年から1997年の間に、アラスカの先住民族イヌピアトが捕獲した48頭を調査し、2004年にホッキョククジラの推定年齢に関する最新の情報を発表した。(注2)結果は驚くべきもので、推定年齢174歳と213歳の個体がいることがわかり、ホッキョククジラは、地球上で最も寿命が長い哺乳類と考えられている。

イヌピアトは4000年以上の間、銛《もり》でクジラを捕獲してきた。ハンターたちは数世代にわたって、同じ模様のついたクジラのことをしばしば話題にした。クジラは海面に顔を出そうとして頭上の氷に体をぶつけることがある。その際、体の表面に傷ができる。この傷は入れ墨のようにその個体特有の模様となる。経験を積んだハンターは、これを手がかりにして簡単に個体を識別できる。バローやアラスカの北岸沿いの寒冷地帯の村に住む先住民ハンターたちの証言も、ジョージらの推定年齢が正しいことを支持している。ハンターたちは、1981年以降、捕獲したばかりのホッキョククジラの脂肪の中に、古い銛の先端を6度見つけたという。現在は鉄でできた銛を使っているが、ホッキョククジラから見つかった銛の先端は、1880年以降使われていない象牙と石でできたものだった。

クジラやイルカ、ネズミイルカが、がんになることはほとんどないと、多くの研究が示している。カナダの北極圏で検査された1800頭以上のクジラ目の動物のうち、がんが見つかったのは1頭だけ。約50頭のシロイルカには、腫瘍は一つも確認されなかった。1980年から

1989年にかけて調査された130頭のホッキョククジラの死体のうち、腫瘍が見つかったのは1頭のみで、それも肝臓にある良性の腫瘍だった。著書『The Bowhead Whale』の中でホッキョククジラの死因について記しているL・マイケル・フィロによれば、「ホッキョククジラががんになったり、がんで死ぬことはまずない(注3)」。

では、なぜホッキョククジラは長寿で、がんにかかりにくいのだろうか。ホッキョククジラは夏季には十分に餌を確保できるが、暗く寒い冬季は食べ物にほとんどありつけない。そのため、冬の間は極端なカロリー制限の状態となり、エネルギーの大部分を、身体に蓄えた脂肪を分解してつくったケトン体とオートファジーから得る。私も、1年のうち9カ月はオートファジーのスイッチをオンにし、3カ月はオフにする方式を自分の食事プログラムに取り入れている。ホッキョククジラの例は、毎年の季節の変化に合わせて断続的な断食とカロリー制限(アトス山の修道士と同じように)を行い、定期的にケトジェニック・ダイエットを実施した場合の効果を示している。同時に、1年の特定の期間にはmTORのスイッチを入れ、脂肪を蓄え、新しい組織と細胞の成長を促すことの重要性も学べる。

ホッキョククジラをはじめとするクジラの生態は、mTORの仕組みを理解するのに別の視点を与えてくれる。クジラは時折、海中深く潜水する。このとき20分から1時間、呼吸を止めるため、そのたびに低酸素状態(酸素欠乏)になると考えられる。この状態になることは重要だ。なぜなら、mTORを活性化させるセンサーは、インスリンやIGF-1だけでなく、ロイシンなどの特定のアミノ酸、そして酸素の十分な供給があることも検知するからだ。酸素は細胞がエネルギーを産生するのに不可欠だ。タンパク質を合成し、新しい娘細胞《じょうさいぼう》（細胞分裂の結果生じる二つの細胞）をつくるために分裂するには多くのエネルギーを必要とする。酸素が不足しているとき、細胞はmTORの指令でエネルギー産生を低下させる。このためホッキョククジラは、オートファジーを活性化しやすくなる。ただし、間欠的断食と低酸素状態を経験する唯一の哺乳動物ではない。次に紹介する、脂っぽい肌をした出っ歯の動物もそうだ。

ハダカデバネズミ

「母親だけが愛せる顔」とは、科学界で人気のハダカデバネズミをじっと眺めているときに生まれた言葉なのかもしれない。科学者の間ではかわいらしいネズミとして愛されるようになってきたが、一見しただけでそう思う人は少ないだろう。

このげっ歯類動物は体毛がなく、体型は胴長で筒状、体表にはしわがあり、大きな出っ歯が2本生えていて、小さなセイウチのように見える。また、哺乳動物としては大変珍しい変温動物（恒温動物とは異なり体温調整ができない）で、主に東アフリカと中東の砂漠地帯の地中にコロニー（共同体）をつくって生息している。私は、バーショップ加齢長寿研究所（テキサス大学の一部門）の教授で、現在はカリコラボ（グーグルの子会社）の主任研究員でもあるシェリー・ビュ

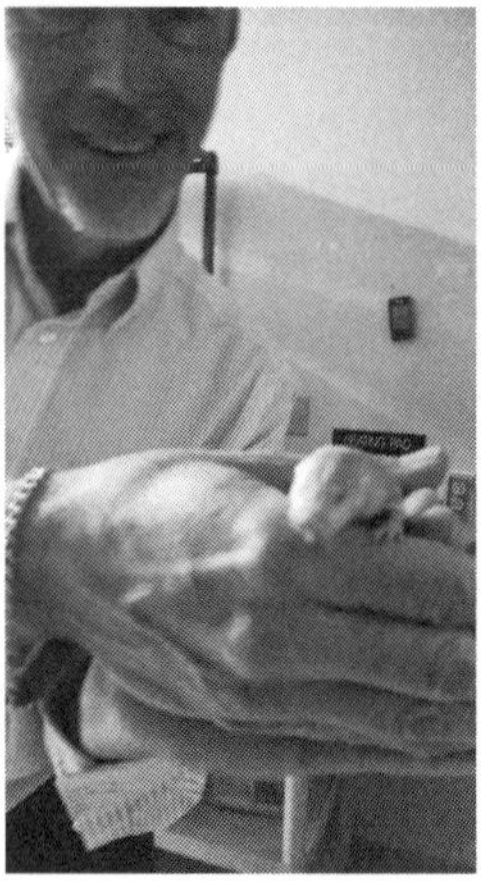

ハダカデバネズミを抱く著者
（出典）Courtesy of the author

ッフェンシュタインの地下飼育施設で、このマウスを手に持つことを許された。

このコロニーには20匹から300匹のハダカデバネズミがいて、サッカー場6面分もの広さにもなる区域の地下に、精巧なトンネルを張り巡らして暮らしている。群れのメンバーには、それぞれ異なる役割が割り当てられている。トンネルを掘る、群れの餌となる根や球根を集める、などだ。コロニーの中で子どもを産む女王ネズミの世話係もいる。オスのハダカデバネズミは集団内での序列を競い合い（メス間でも同様の競争がある）、この狭苦しいトンネルや部屋の中を優先的に動き回れるかを争っている。食べ物を求めて地上に出るのはごくまれにしかないため、地上に生息するほかのげっ歯類に比べて恐ろしい捕食者に遭遇する確率は低い。

せいぜい2～5年間しか生きられないほかの

げっ歯類のマウスやラットとは異なり、ハダカデバネズミは30年も生きる。しかも、老化の兆候は、25歳くらいまでほぼ見られない。目がほとんど見えず、ふっくらとした体型をしたこのネズミは、自分たちが構築した安全なシェルターの内部を走り回る。その生活空間は、人間の基準からするとあまり望ましいものではない。仲間と折り重なるようにして眠るのを好むが、巣穴はほかの動物なら死んでしまうほど空気の状態が悪い。換気が不十分で、大勢のネズミが限られた空気を共有しているため、酸素濃度が低く（約8パーセント）、二酸化炭素濃度が高い（約10パーセント）。このように慢性的な低酸素の環境で生活しているので、ハダカデバネズミは低酸素という負の環境に極めて高い耐性がある。また、乾季には食べ物が不足する。雨が降って土壌にある程度の湿気がないと、穴を掘ることが難しくなり、新しい食料を広範囲に探すことができなくなるからだ。雨季が終わってしばらくの間は、長期間の干ばつに備えて、熱心に穴を掘って食料を探す。このように雨季のあとに大量に蓄えた餌で乾季の食料不足をしのぐという食生活のパターンによって、ハダカネズミは間欠的なカロリー制限と長期間の断食を繰り返している可能性がある。すでに見てきたように、これはオートファジーを活性化し、老化を遅らせ、寿命を延ばせるパターンだ。

ハダカデバネズミは、その寿命の80パーセント以上もの期間、通常の活動を続け、身体組成を保つ。過酷な環境で生息していながら、年齢を重ねても病気への罹患率や死亡率が大きく上昇することはない。このように良好な健康状態を保ち続け、またがんにかからないことも長寿の鍵を握っていると考えられる。ご存じのように、マウスやラットは日常的に医学用の実験動物として使われている。人間への影響を調べるために、さまざまな種類の病気にかからせ、介入実験によって何が健康に影響を及ぼすかを調べる（それを人間の健康に当てはめる）。つまり、生物医学の研究では、人間に役立つ治療法を見つけるため動物を病気にさせる。だが驚くべきことに、ハダカデバネズミにがんを発症させることはできない。ビュッフェンシュタイン教授は、感染や注射、放射線照射などを用いてがんを誘発させようとしたが、発症させることはできず、むしろハダカデバネズミはこれらの介入の影響を自然治癒させた。

もっと詳しく説明すると、[注4] 2004年、ビュッフェンシュタインは、ハダカデバネズミをガンマ線照射室に入れて電離放射線を照射した。だが、がん化した細胞は一つも見つからなかった。2010年、よく知られている発がん性ウイルスと発がん性遺伝子（SV40TAgとRas）を用いたが、がんは発症しなかった。1年後には、有害な発がん物質DMBAと、炎症性物質TPAを組み合わせて投与した。ほかのマウスにこれらを投与したら、がんを発症して100パーセント死亡するが、ハダカデバネズミはがんを発症しなかった。

ハダカデバネズミは、健康的なタンパク質構造とホメオスタシスを維持するための機構を備えている。そのタンパク質には、高温や尿素（窒素を含む物質の終末代謝産物）などのストレス因子に打ち勝つ力があり、細胞は損傷したタンパク質や細胞小器官を、ユビキチン－プロテアソームシステムと呼ばれる不要なタンパク質を選択的に分解するシステムとオートファジーを介して、とても効率的に取り除くことができる。ユビキチン－プロテアソームシステムは難しい響きのある専門用語だが、基本的には、がんを引き起こすおそれのある有害なタンパク質を分解するためのシンプルな仕組みだ。ハダカデバネズミのプロテアソームは、通常の実験用マウスの肝臓組織中のプロテアソームより豊富で、ストレス損傷のある肝臓組織中のタンパク質を分解する効率も高い。オートファジーも、ハダカデバネズミの細胞では、マウスやほかのラットより2～4倍多く発生する。

これを裏づけたのが、2014年にハダカデバネズミは実験用マウスよりオートファジーのレベルが高いという実験結果を公表した、中国・上海の第二軍医大学の科学者ツァオ・シャンミンだ。(注5)これらの研究結果から、細胞内の不要物除去プロセスが優れていることが、良質のプロテオームを保持し、重金属やDNAにダメージを与える毒素に遭遇したとき、細胞を守ることに貢献していると考えられる（プロテオームとは、簡単に言うと、体内の細胞や組織によって発現されうるタンパク質のライブラリー全体のこと。タンパク質がどのように損傷するかを把握することは、がんがどのように発生するかの理解に役立つ）。ハダカデバネズミの細胞を殺すには、マウスの細胞を殺すよりもはるかに高濃度の毒素が必要だ。

ハダカデバネズミには、唐辛子やレモンジュース、酢などを食べたときに感じる特定の痛みに反応しないという奇妙な特徴もある。こうした刺激物を、鎮痛剤に変える能力があるためだ。この痛みを感じるシステムを解明して人間に応用する研究が進行中だ。もし実現すれば、体内組織への酸の蓄積が慢性的な痛みの主原因となるがんや関節炎の患者にとても役立つだろう。

ハダカデバネズミの長寿や健康から学べることは何だろうか、そのライフスタイルから私たちが取り入れられるものはあるだろうか。ハダカデバネズミには、季節によって食料が手に入らなくなる時期がある。そのため、断続的なカロリー制限を余儀なくされ、結果的にオートファジーの活性化に役立っていることはすでに指摘した。それに加えて、酸素の薄い環境で生活していることからも、私たちは価値ある学びを得られる。それは軽度の喫煙が、健康上のメリットをもたらすかもしれないという意外な事実だ。

喫煙の意外なメリット

ジャンヌ＝ルイーズ・カルマンは南フランスのアルルで生まれた。1988年、フィンセント・ファン・ゴッホのこの町への来訪百周年を祝う式典の中で、ジャンヌ＝ルイーズは記者に、13歳だった100年前の1888年、叔父の織物店でゴッホと居合わせたと語った。キャンバスを買いにきたゴッホは、「不潔で、みすぼらしい服を着て、不快で、醜く、不作法で、無礼で、不健康そうだった」と回想した。彼女はゴッホ本人と会ったことを買われて、1990年の映画『Vincent et moi』（フィンセントと私）に本人役で出演している。

だが、ジャンヌ＝ルイーズの名は、人類史上最高齢まで生きた女性として有名だ。1997

年8月にアルルで死去したとき、122歳164日だった。※ その後、彼女に関する本が出版され、その人生を記録したドキュメンタリー映画『Beyond 120 Years with Jeanne Calment』も公開された。異例の長寿の人によくあることだが、彼女の生活は清く正しかったわけではなく、医師のアドバイスとは正反対のことばかりをして暮らしていた。タバコを吸い、酒を飲み（1日1本のタバコと1杯のポートワインを楽しむことが日課）、銃で遊び、砂糖と赤身肉をたっぷりとり、朝はコーヒーを1、2杯飲むだけで何も食べなかった。16歳で喫煙を始め、116歳で（医師の勧めに従って）禁煙した。つまり、100年間タバコを吸っていたわけだ。長寿で知られる2人の男性、115年252日生きたクリスチャン・モーテンセンと114年205日生きたウォルター・ブルーニングも、100歳代前半まで毎日葉巻を吸っていた（米国の有名なコメディアンで、100歳まで生きたジョージ・バーンズも葉巻愛好家だった）。

当然ながら、ジャンヌ＝ルイーズの長寿は例外的なものであり、真似できるものではない。ただし、彼女の生前の生活習慣から二つの重要なポイントが学べる。一つは、朝はコーヒーだけですませていたこと。つまり、前日の夕食後から当日の昼食時までの断食を毎日実践し、1日の始まりにオートファジーを促す飲み物を口にしていたわけだ（ポリフェノールを多く含むコ

※ ジャンヌ＝ルイーズの年齢はギネスブックや有名な研究者によって認定されているが、詐称であるという批判もある。現在も正式な記録として認められており、疑うのは愚かなこととされている。

ーヒーは、オートファジーを促進する。ポリフェノールは500種類以上あるファイトケミカル（植物性化学物質）の一種。植物の中に天然に含まれる微量成分で、植物に色を与え、さまざまな危険から植物を保護する）。では、毎日のタバコが長寿に役立った可能性はあるのだろうか。その前にはっきりさせておきたいのは、どんな形であっても、私は喫煙を推奨しないことだ。ただし、興味深い化学反応があることは指摘しておきたい。それを理解すれば、今後、もしあなたが酸素と競合するものを間違って吸引してしまっても、パニックにならずにすむかもしれない。

タバコは少量の一酸化炭素を生み出す。一酸化炭素は酸素と比べてヘモグロビン（赤血球中にある、酸素を運搬するタンパク質）との親和性が極めて高く、一酸化炭素はヘモグロビンと強く結合し、放出されにくくなる。一部のガスヒーターは、高効率でCO_2（二酸化炭素）を吸収し、CO（一酸化炭素）に変換するため、建築基準法では居住者が窒息しないように、一酸化炭素が一定濃度を超えたら警報が鳴るセンサーの設置を義務づけている。喫煙によって一酸化炭素を吸いこむと、一時的に軽度の低酸素症が起こる。その状態に置かれた細胞にメリットが生じうることは、先述の通りだ。ホッキョククジラやハダカデバネズミは、頻繁に低酸素状態に耐えなければならないが、それがオートファジーの活性化に結びついている可能性がある。

1日に1本タバコや葉巻を吸うことで誘発される一過性の低酸素症がオートファジーを活性化させ、損傷したタンパク質や外部から入ってきた有害物質、機能不全の細胞小器官を肺胞から取り除く可能性はある。だが、超長寿者はそもそも一般の人々にはない、喫煙の悪影響を防ぐ遺伝子を持っていたかもしれない。繰り返すが、私は喫煙を推奨しない。だが、人間以外の生物種も含めてオートファジーを総合的に理解しようとするとき、このテーマは興味深く、見逃せない。ここから考察の対象をさらに押し広げ、ホルミシスの話題に移ろう。ホルミシスとは、量が多いと毒になる物質が、少量だと有益な作用をもたらす現象のことだ。

毒の力

ミトリダテスとはペルシャの人名で、現在のトルコ北東部に位置する古代王国ポントスを支配していた王族の名として広く知られている。ミトリダテス5世にはギリシャ人（アレキサンダー大王の子孫だと主張していた）とペルシャ人（ポントス王ファルナケス1世の息子）の血が流れていた。ローマと友好的な関係を築き、第3ポエニ戦争時には、カルタゴと戦うローマに船や兵士を派遣した。王になってから約30年後、妻である女王の命令によって毒殺されたと言われている。長男のミトリダテス6世は、寵愛するほかの息子を王座につかせたい母親によって自分も毒殺されるのではないかと恐れ、身体を毒に慣らすため、致死量未満の量の毒をとり始めた。何度も実験を繰り返したのち、既知のあらゆる毒に対して免疫を高めると考えられる毒の混合物をつくり出すことに成功した。

ミトリダテス6世は、友好関係になかったローマと生涯にわたって激しく戦った。その死後

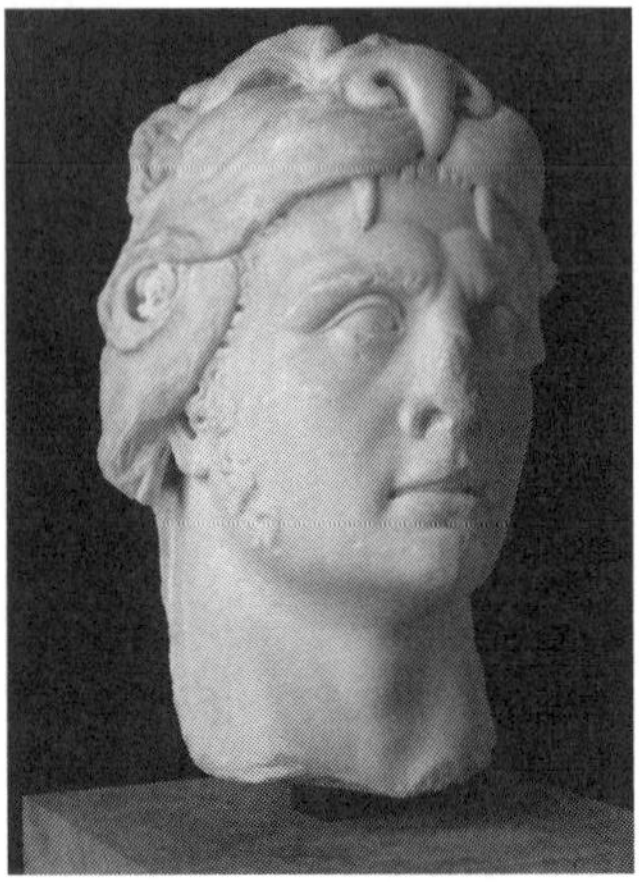

ミトリダテス6世の胸像（フランス、パリのルーブル美術館の所蔵品）
（出典）Eric Gaba (User: Sting) via Wikimedia Commons

（死因は自殺）、「毒の王」が編み出した秘術、すなわち少量の毒を摂取することで自らの身を毒から守るという方法は、ミトリダート法と呼ばれ、遠くは中国に至るまで世界各地の王族で採用されるようになった。

過去数十年間、科学の世界は、ミトリダテスの解毒剤とよく似た特性を持つ、ホルミシスと呼ばれる「反直観的」なプロセスを発見し始めた（ホルミシスをホメオパシーと混同しないように。ホルミシスの現象を一般化してホメオパシーの有効性の証拠とする主張には根拠がないとされている）。

ホルミシスとは、低用量刺激と高用量阻害が特徴的な「用量反応関係」の現象である。すなわち、対象となる薬剤は二相性曲線（U字曲線）を有し、低用量の場合はまったく投与されない場合に比べてターゲットを30～60パーセントの範囲で活性化させるが、それよりもはるかに高用量になると逆に反応を抑え込む。[注6] 具体例を用いてわかりやすく説明しよう。ある化学療法薬は、腫瘍の成長を低用量では促すが、高用量では抑制する。腫瘍細胞から見ると、この化学療法薬(毒素)は、少量であれば健康的で成長を促されるが、一定量を超えると有害になり死に至る。科学者たちはこの新しい概念をワクチンにたとえながら、少量の毒物を投与することは有益になる場合があると説明している。その考え方は、ミトリダテス6世の仮説と酷似している。適量のアルコール(ワインに限らずあらゆるアルコール飲料)は心臓疾患のリスクを低下させるが、大量に飲酒すると心臓や肝臓の病気、神経疾患、がんの発症リスクを高めることもよく知られている。[注7] 大気汚染物質やカドミウム、殺虫剤、ダイオキシンなどのさまざまな化学毒素が、低用量ではホルミシス作用を示すという研究結果もある。[注8] 繰り返すが、重要なのは投与量だ(決して朝のコーヒーに少量の殺虫剤を入れることを推奨しているのではない)。

もう一つ簡単な例を挙げよう。活発な有酸素運動は寿命を延ばし、さまざまな加齢に伴う病気のリスクを減らすことを科学者は長年にわたって実証してきた(運動のメリットを享受するには、常に激しく運動する必要はない)。だが、そこにはパラドックスもある。有酸素運動は身体にとって、ある程度は有害なものだからだ。有酸素運動とは、身体が静止状態の最大10倍の酸素を処理することを意味する。そのとき細胞は、酸化防御と細胞修復に関わる遺伝子の発現を増やして自らを強化しようとする。これがホルミシスの本質だ。

それまでの定説を覆して、「少量の毒素は有益な健康効果をもたらしうる」という科学的発見に大きく貢献した米国の研究者が、マサチューセッツ大学アマースト校公衆衛生健康科学部教授の毒物学者エドワード・カラブレーゼである。この問題に興味を持ったきっかけは、1966年にブリッジウォーター州立大学の学部生だったときに行った実験だった。クラスメイトとともに実施したこの実験の目的は、植物のペパーミントに除草剤「フォスホン」（塩化クロルホニウム）を噴霧することで、どの程度成長が阻害されるかを測定することだった。結果は驚くべきことに、ペパーミントは何もしなかった対照群と比べて約40パーセントも背が高くなり、葉も伸びた。その後、実験時に誤って除草剤を希釈しすぎていたことがわかった。この出来事に好奇心を刺激されたカラブレーゼは、長い間存在は知られていたがほとんど注目されていなかったこの毒物学のパラドックスを研究し始めた。

カラブレーゼは10年近くを費やして数千件の既存の科学研究からデータを収集した。そして1998年、対象とした4000件近い研究のうち350件で化学的ホルミシスが起きていた可能性が高い、と論文で発表した。(注9) 多数の生物学的項目が評価され、化学的ホルミシスの結果として最も多く観察されたのは成長反応で、代謝作用、寿命、生殖反応、生存がそれに続いた。微量の抗生物質を投与された細菌が死滅せず逆に繁殖した例や、鉛などの少量の重金属を投与された植物が急成長した例、少量のDDTを浴びたラットがそうでないラットより肝臓がんが少なかった例などが観察された。カラブレーゼの結論は、化学的ホルミシスは再現可能であり、かつ一般的な生物学的現象である、というものだった。この理論に対しては批判もあり、現在、世界各地で研究が進められている。ただし、その根底にあるメカニズムは理にかなっているように思える。つまり、生物は生存を脅かす何かに直面すると、生物学的プロセスと分子修復作用を強度に働かせて脅威に対処しようとする。その際の反応は、何らかの形で生物に利益をもたらす可能性がある。※そして、ここで大きく関わってくるのが、オートファジーだ。

※ 今日、ホルミシスに関する研究分野の中でもとりわけ興味深いのは、サッカーボールに似た球形を形成する炭素分子のナノ粒子「バッキーボール」の使用に関するものだ。バッキーボールには抗酸化特性があり、結果としてオートファジーを促進し、寿命を延ばす効果があることが研究によって示されている。バッキーボールもホルミシスによって細胞にストレスを与えることで機能するかもしれない。2017年のフランスの研究によれば、オリーブオイルに溶かしたバッキーボールを胃に注射されたラットは、寿命が2倍になった。この種の研究には懐疑的な意見もある。いずれにしても、研究は始まったばかりで、私たちが実用的に得られるメリットは見つかっていない。だが注目しておく価値はある。いつの日か、人々が朝のコーヒーにバッキーボールを入れて飲む日が来るかもしれない。1985年、米テキサス州ヒューストンのライス大学のロバート・カールとリチャード・スモーリーと、英サセックス大学のハロルド・クロトは、閉殻空洞状の多数の炭素原子で構成される集合体であるカーボンクラスターを作製した。それは、著名な未来学者で発明家のバックミンスター・フラーに敬意を表して、バックミンスターフラーレン（のちに、単に「フラーレン」または「バッキーボール」と呼ばれる）と名づけられた。バックミンスター・フラーは、構造が非常に似ているジオデシック・ドームの設計者だ。この3人の科学者は1996年、その業績によりノーベル化学賞を受賞した。

ゼノファジー――「細胞内への侵入者」を食べて退治

まず、生物学的な説明をもう少し加えよう。白血球（ギリシャ語で「白」を意味する「lukeo」と「空洞の器」を意味する「ketros」が由来）は、骨髄で幹細胞によってつくられる免疫系細胞で、血液やリンパ系を含む全身に存在する。血液中の白血球数が異常に多い場合は、一般的には病気の兆候と見なされる。マクロファージ（ギリシャ語で「大食漢」を意味する）は白血球の一種で、細胞外にある細胞片を飲み込み、消化する。その標的になるのは、細胞が死んで分解されるときに生じる残骸、異物、微生物、悪性細胞などだ。一酸化窒素を放出して炎症を起こしたり、成長ホルモン分子であるオルニチンを放出して修復作用を働かせることもある。

細胞外のもう一つの保護者は食細胞（貪食《どんしょく》細胞、ファーゴサイトとも言う。ギリシャ語で「食べる」を意味する「phagein」と「細胞」を意味する「cyte」に由来）と呼ばれるものだ。有害な異物の粒子、細菌、死んでいるまたは死にかけている細胞を取り込むことで、身体を保護する細胞だ。細菌などに感染すると、食細胞を引き寄せる化学信号が放たれる。そして、食細胞が悪玉菌と接触すると、それを飲み込み、活性酸素や一酸化窒素で殺す。細胞膜は、食細胞が吸収した粒子の周囲に小胞を形成する。この小胞はファゴソームと呼ばれ、消化分解作用を持つリソソームと融合して侵入者を消化する。ファゴソームとリソソームは、オートファジーのプロセスにおける生体成分の消化や再利用で重要な役割を果たしている。第2章でも説明しているので、すでになじみがあるはずだ。

残念ながら人間のような多細胞生物の場合、細菌はこうした防御システムを回避して細胞に侵入する。宿主に感染・増殖するために細胞内の装置を乗っ取る技術を長い時間をかけて獲得してきた。ゼノファジー（ギリシャ語で「よそ者」や「部外者」と、「食べる」の意味）と呼ばれる抗菌オートファジーは、細胞が生来備えているウイルスなどの病原体に対する免疫応答の一部だ。

ユビキチンは1975年に初めて確認された小さな調節タンパク質で、核を持つほぼすべての細胞（それが「ユビキタス」という名前の由来だ）に存在する（赤血球中には存在しない）。このタンパク質は、オートファジーによって消化する必要がある他のタンパク質と結合する。結合の標的となるタンパク質は、単独でも、他のタンパク質に結合していても、細菌やウイルスの一部でもよい。もちろん、細菌の中には、ゼノファジーを忌避するように進化したものもある。たとえば、サルモネラ菌はその感染サイクルの後期においてオートファジーによる防御を阻止できる。またHIV（ヒト免疫不全ウイルス）は、オートファゴソームの成熟を邪魔するNefと呼ばれるタンパク質を含んでいる。Nefの働きを遮断すると、HIVウイルスはゼノファジーによって分解される。

では、毒素がオートファジーを活性化するという考えに話を戻そう。このクリーニングのプロセスは、細胞内やミトコンドリア内に毒素を感知することによって起動される。特定のウイルス、細菌、寄生生物に対するオートファジーは、少なくとも部分的にはそれらの化学構造や代謝産物に対する反応ではなく、物理的特性に対する反応と考えられる。ただし、それらを特定する正確な方法はまだわかっていない。突然変異したり損傷を受けたりしたミトコンドリアは、健康なミトコンドリアに比べて高レベルのフリーラジカル（正確には「活性酸素種＝ROS」とも呼ばれる）を放出することがあり、機能不全に陥ったミトコンドリアがオートファジーによって除去されることもある。抗酸化サプリメントを摂取するとフリーラジカルが減少するため、ミトコンドリアのリサイクルが必要というシグナルが弱まり、機能不全のミトコンドリアの除去が妨げられるおそれがある。このメカニズムは、抗酸化物質をとることで健康問題の解決を図ろうとする研究者を悩ませてきたパラドックスを説明できるかもしれない（体内で生成される天然の抗酸化物質には、アルファリポ酸とグルタチオンがある）。

逆ホルミシス

抗酸化物質のメリットは絶えず話題になっている。メディアでは毎日のように、化粧品から食品までさまざまな製品に含まれるこの物質が、アンチエイジングの切り札のように宣伝されている。正確には、抗酸化物質とは、食品や植物に含まれるビタミンやカロテン、ファイトケミカル（植物性化学物質）、ミネラルなどのことだ。電子供与体として作用し、タンパク質や細胞膜、DNAを傷つけるフリーラジカルを消す。だがその結果、炎症を引き起こし、がんをはじめとする慢性疾患の発症リスクを高めるおそれもある。以前からメディアの健康情報に目を光らせている人なら、数年前に「抗酸化物質ががんを引き起こす!」といった見出しが話題になったことを覚えているかもしれない。抗酸化物質を食べ物から摂取したり、皮膚に塗るメリットについての長年の研究から、なぜこのような驚くべき情報がもたらされたのだろうか。

抗酸化物質の摂取とがん予防の効果については、世界中で複数の臨床試験が行われているが、結果はまだ完全には明らかになっていない。多くの研究で、抗酸化物質の摂取は各種のがんリスクに影響しないことが示されている。だが、がんリスクが増えることを示している研究があることは無視すべきではない。中でも注目すべきなのが、ベータカロテン、またはベータカロテンとビタミンAの組み合わせを毎日摂取することで喫煙者の肺がん発生率と死亡率が上昇した「カロテンおよびレチノールの有効性試験」(CARET)(注10)と、「アルファ-トコフェロール、ベータカロテンがん予防研究」(ATBC)(注11)である。どちらの研究も1985年に開始され、CARETは結果が憂慮すべきものだったため、1996年前半に予定より早く終了した。ATBCでは被験者は1993年までサプリメントの摂取を続け、2013年まで追跡調査が実施された。また、2008年に最初の結果が発表され(注12)、2011年まで追跡調査が行われた(注13)「セレニウムとビタミンEのがん予防効果試験」(SELECT)では、毎日ビタミンEサプリメントを摂取した高齢男性のグループは、プラセボを摂取した群に比べて前立腺がんの発病率が17パーセント増加した。
　スウェーデン、ヨーテボリ大学の科学者らによる2015年の研究では、ビタミンEとN－アセチルシステイン（NAC）と呼ばれるジェネリック医薬品（どちらも抗酸化物質）を初期の肺がんにかかっているマウスに投与した。（注14）ビタミンEの投与量は一般的なサプリメントの含有量と同程度で、アセチルシステイン（COPD＝慢性閉塞性肺疾患の粘液産生を減らすために処方される）の投与量は比較的低かった。実験の結果は驚くべきものだった。抗酸化物質を投与されたマウスは、投与されなかったマウスと比べて肺の腫瘍が2・8倍増加していた。また腫瘍はより浸潤性《しんじゅんせい》と攻撃性を増し、マウスが死に至る速度も2倍になった。実験室のペトリ皿の中で抗酸化物質を加えられた人間の肺腫瘍細胞も、増殖が加速することが確認された。この結果は、「抗酸化物質は健康な人のがんを予防せず、がんを増殖させる可能性がある」「がん患者の病気の進行を早める」という多くの研究結果と一致していた。この研究を行ったのは、前述した2015年の研究を率いたマーティン・ベルゴである。ベルゴは、抗酸化物質が皮膚がん（黒色腫）の転移リスクを増大させることを示した2015年の別の研究にも参加している。（注15）
　ベルゴの肺の研究における重要な発見は、抗酸化物質が直感に反して、どのようにがんの味方をするのか明らかにしたことだ。抗酸化物質は期待通りに酸化ストレスとDNA損傷を減らす。だが、それによって細胞が感知できないほど微細な損害になってしまう場合がある。そうなったとき、細胞は「p53」と呼ばれるタンパク質に基づいた「がん防御システム」を作動できない。この抗がん分子と、これをコードするがん抑制遺伝子「TP53」は、1993年12月にサイエンス誌の「今年の分子」に選ばれて以来、過去30数年にわたって大きな注目を集めてきた。※これは現在の遺伝子研究において最も人気の高い遺伝子だ（TP53の基礎生物学に関する新発見についての詳細を記述した論文が、平均して1日に約2件発表されている）。TP53は、人間の悪性腫瘍の約半分で構造異常が認められる。また、人間の染色体にはこの遺伝子のコピーが一つしかない（細胞内には、両親からそれぞれ一つ受け継いだコピーが合計二つ存在する）。がんにめったにかからない動物の多くは、TP53のコピー数が多い。ゾウにはTP53のコピーが20以上あり、それが、がんにかかりにくい大きな理由と考えられている（2015年にそれが発見されて以来、新たな調査やがん研究に拍車がかかっている）。(注16) 私たちにとって望ましいのは、TP53が変異しないようにし、体内でのTP53の作用が抑制される状態を防ぐことだ。

ここで、再び抗酸化物質の話に戻る。抗酸化物質は、p53や他の分子プロセスを起動させる身体の損傷を覆い隠してしまわないだろうか。さらに、オートファジーの働きも妨げてしまわないだろうか。答えは「イエス」である。

抗酸化物質の多くはオートファジーを抑制する。これによって、神経変性疾患に関連する凝

※　p53分子は「ゲノムの守護者」と呼ばれている。本書では、DNA損傷と染色体不安定性を抑制するオートファジーのことを、同じくゲノムの守護者と表現した。どちらもこの呼び名に値する。私は今後の研究によって、TP53以外のがん抑制遺伝子が発見されると考えている。

集（訳注＊変性したタンパク質同士が多数寄り集まる現象）傾向のあるタンパク質のレベルが増加することがある。たとえば、ハエやゼブラフィッシュを使ったハンチントン病に関する実験では、抗酸化物質は病気を悪化させ、オートファジーを誘発すると考えられる作用を打ち消すことがわかっている。このように、神経変性疾患において一部の抗酸化物質がもたらすメリットは、オートファジーが抑制されることで相殺されるかもしれない。すでに述べたように、これは神経変性疾患だけでなく他の疾患にも当てはまる可能性がある。つまり、人生のあらゆることと同様、抗酸化物質のメリットも「過ぎたるは及ばざるがごとし」である。

最適なバランス

抗酸化物質の研究は今後も続く。全体的には、がんの予防や、健康にプラスとなる効果をいかに発揮できるか、という研究がおそらく最も多い。これは将来の研究で精査する必要があるとても複雑な医学分野だ。抗酸化物質は種類によって作用が異なり、有益にも有害にもなることを忘れてはならない。実験室のペトリ皿や、マウスやラットなどの動物を用いた試験結果は、人間に適用できない場合もある。そもそも、人間は一人ひとり異なる。私のＤＮＡや、ある病気を発症するリスクは、あなたと同じではない。将来はこの問題の研究が進み、私たち一人ひとりに合わせたオーダーメイド医療が提供されるようになるはずだ。

何であれ大量摂取が健康に良くないことは、誰もが同意してくれるはずだ。当然、抗酸化物質も適切な量を取らなければならない。次章では、そのためのプログラムを提供する。本書でこれまで説明してきたことに基づけば、抗酸化物質の正しいバランスとは、たくさん食べるべき（同化の）時期に多く摂取し、断食やカロリー制限をする（異化の）時期にはオートファジーを活性化させるために摂取量を減らすことだ。

とはいえ、この章で取り上げたさまざまなトピックを通じて私が伝えたかったことは、人生や老化の複雑で繊細な側面に目を向けることの大切さだ。私たちはまだすべての答えを知っているわけではない。それでも、ホッキョククジラのような大型哺乳類からハダカデバネズミのような小型哺乳類、さらにはジャンヌ＝ルイーズ・カルマンのような超人的に見えるほど長生きした人間を含め、自然界のさまざまな生き物から多くを学ぶことができる。若さの泉を探し求め続ける人にとって、未来は明るいものになると私は信じている。そして探し求める間も、間欠的断食、タンパク質循環、ケトーシスの力を活用できる。また、運動やストレスを減らすことで心身のバランスを取ることも重要だ。

では、次章でそれを実践する方法について詳しく見てみよう。

第9章 血液検査と食品リスト

さまざまなデトックスダイエットや低脂肪食、健康食品のことはもう気にしなくてもいい。本書のここまでの説明によって、健康的な生活を長く送るための鍵が何かは理解してもらえたはずだ。本書の内容を実践するために生活習慣を変え始めていないのなら、今がそのチャンスだ。できる限り簡単で楽に続けられるように、この章では、読者一人ひとりが自分の状況に合わせてカスタマイズできるガイドラインをいくつも用意している。目標は、本書で紹介してきたオートファジーを活かす方法を可能な限りたくさん日常生活に取り入れることだ。1年のうち8カ月間はオートファジーをオンにして組織や細胞を「異化」(分解・破壊)し、身体から不要物を取り除くことに注力し、残りの4カ月間はmTORをオンにして組織と細胞を同化(構築)し、身体をつくることに集中する。このオンとオフの切り替えの時期をいつにするかは、自分の状況に合わせて自由に決めていい。オートファジーを「2カ月オン、1カ月オフ」のサイクルを繰り返してもいいし、「4カ月オン、2カ月オフ」でも、「8カ月連続オン、4カ月連続オフ」でもかまわない。異化と同化のサイクルの理想的なパターンについては、まだ統一的な見解が得られていない。しかし私は最新の研究結果に基づき、8カ月と4カ月の割合が最も健康的なメリットを得られると考えている。この章では、誰もが実践できる一般的な原則と、すばやく、そして最大の効果を得るためのヒントを紹介していく。

本書を通じて、読者は細胞の代謝について実に多くを学んできた。不勉強な開業医よりも知識があるかもしれない。本書の内容を実践し始めると、すぐにその効果を体感できるようになる。初めて低糖質ダイエットやケトジェニック・ダイエットを実践する場合、最初のうちは風邪を引いたような感覚や、だるさ、不調を感じることがある。しかし、第5章で述べたように、それは正常な反応だ。身体は、長い間忘れていた代謝のプロセスを思い出す。大掃除をすればホコリが立つように、オートファジーでもその過程でさまざまな反応が起こる。身体の中で大がかりなリノベーション工事が行われ始め、私たちはその変化を体感できる。一時的なつらい症状の先にある、良い変化に注意を向けてみよう。活力が増し、頭がすっきりし、力強さを感じるようになる。慢性疾患の症状が弱まり、消えることもある。眠りの質が高まり、仕事ではより生産的になり、運動する意欲が湧く。血糖値や炎症レベル、体重、慢性疾患をうまくコントロールできるようになるだけではなく、人生全般に良い変化が起こるのがわかるようになる。自信が高まり、ストレスの多い時期もうまく乗り切れるようになる。

繰り返すが、現在妊娠中や授乳中の人、または疾患の予防や治療のために薬を服用している人など、健康状態の維持に細心の注意が必要な人は、この章で紹介するアイデアやアドバイスを取り入れる場合、必ず医師に相談し、指示に従ってほしい。また、誰にでも効く唯一の健康法は存在しない。これから紹介する手法のメリットを最大限に享受し、健康長寿を実現するために、読者一人ひとりが、本書で提示するアプローチの中から自分に合った最適な方法を見つけ出してほしい。

健康に特段の注意を払っていない人は糖質中毒になっていて、血中にインスリンがあふれ出ている状態にある可能性がある。「カロリーの大半は糖質からとるべきだ」と栄養に関するガイドラインが主張していることも、こうした状況に拍車を掛けている。1980年に米農務省が発表し、何度も同様の内容で改訂されてきた「食品ピラミッド」（現在は「マイプレート」と呼ばれている）は、私たちの健康にも、ウエストラインにも有害だった。このガイドラインが根本から間違っているのは、必須の糖質というものは存在しない（必須の脂質やアミノ酸はあるが）のに、糖質の摂取を強く推奨していることだ。私たちの身体は、食事で糖質をまったくとらなくても「糖新生」と呼ばれるプロセスによって体内でグルコースをつくり出せる。肝臓が脂肪から分解されたグリセロールを、グルコースに変換できる。低炭水化物食を実践する人は、総カロリーを減らさなくても、低脂肪食を実践し総カロリーを抑えている人より体重が減ることを、多くの研究が示している。

自分の身体にそのような能力があるかどうかを疑う必要はない。人類はそれができるように進化してきた。また、カロリーを制限したり、タンパク質を減らしたり、大好きなベーグルやアイスクリームを諦めることについても心配しないでほしい。確かに多くの人にとって、砂糖や菓子パン、パンケーキ、ピザなどの糖質たっぷりの食べ物をやめるのは難しい場合がある。何かを変えるのは簡単ではない。だが、真剣に取り組み、効果を強く実感できれば、根本的な変化を起こせるようになる。この章で紹介するプログラムは、大切なものを奪われたり、耐えられないような渇望を感じたりすることがないように設計されている。だから安心して行動に移してほしい。ただしその前に、新しいライフスタイルがうまく機能しているかどうかをチェックするための検査について説明しておく。スタート時にこれらの検査をしておけば、効果を計るための基準値（ベースライン）が得られる。

血液検査

オートファジーのブレーキを引いたまま、mTORのアクセルペダルを踏み続けるようにして生きていると、どのような結果が待ち受けているのだろうか。先進国で暮らしている場合、肥満や糖尿病、心臓病、がんやアルツハイマー病を発症するリスク（多くの人は、これらの病気を同時に複数発症する「合併症」と呼ばれる状態に陥る）は大幅に高まる。逆に、沖縄やロマリンダ、アトス山などの健康的な地域で「原始的」な食事をしている人たちは、こうした文明病の発症リスクがはるかに低い。つまり、現代人の健康にとっては、「スイッチ」をオンにして旧石器時代の祖先のレベルまでオートファジーを回復させることが大きな鍵になる。これが実現すれば、健康状態が上向くだけでなく、病気の原因を根本から絶つことも可能だ。

新たな健康法を始めるときには、健康に関するデータを数値化することを強くお勧めする。体重やＢＭＩ、筋肉量、血管周囲脂肪組織、骨密度、各種の血液指標などを定期的に測定することで、危険因子（高血糖、高血圧、脂質異常、高コレステロールなど）を把握しやすくなる。また、野菜を丸ごと食べ、動物の肉や乳製品を減らし（必ずしも動物性脂肪である必要はない）、断食を実践するなど、本書で紹介する食事法が、健康指標の改善を通じて、病気のリスクを引き下げていることを確認しやすくなる。基準値を把握しておけば、生活習慣を変え、健康をコントロールすることへの意欲も高まる。

医学の進歩によって、今では肥満や糖尿病、アルツハイマー病、がんなどの発症リスクを判断するための個人的なデータを手に入れられるようになった。この章で紹介する検査手法は、手頃な価格で一般の人が利用できるものばかりだ。ただし、現在何らかの健康問題を抱えている人は、事前に医師の診察を受けることをお勧めする。そうすれば、検査結果を医師に評価してもらうことができる。現在対処している健康問題（妊娠・出産を含む）に、計画しているライフスタイルの変化がどのように影響するかについても医師に相談すべきだ。また現在、薬を服用している場合も必ず医師に相談すること。さらに、本書で紹介する検査に加えて、本格的な健康診断と、医師が推奨するほかの検査も必ず受けてほしい。認知症や糖尿病など、家族に特定の疾患の病歴がある場合は、医師に相談し、ほかに受けるべき検査や、これらの病気を予防する方法について相談することが重要だ。

現在、多くのバイオテクノロジー企業を通じて、一般の人でもDNA塩基配列決定法（DNAシーケンシング）を広く利用できるようになった。私は読者に、個人のゲノム情報（パーソナルゲノミクス）やリスク情報を入手することをお勧めする。DNA検査キットは薬局やオンラインショップで購入できる。付属のチューブに唾液を入れてバイオテクノロジー企業に発送するだけで、後日、解析結果が得られる。解析データの中には、耳垢の種類や自分の祖先は誰でどこから来たかなど、役に立つというよりも単に面白い情報にすぎないと思えるものもあるが、遺伝子変異から特定の病気へのかかりやすさがわかるなど重要な意味を持つものもある。とはいえ、DNAシーケンシングはパズルの1ピースにすぎない。DNAが教えてくれるのは予想されるリスクであり、必ずそうなるわけではない。何らかの病気にかかる確率は予言できても、運命の予言はできない。私たちが生まれたときに配られた遺伝子のカードとも言うべきDNAの情報が、実際にどう表現されるかは、生後にどのようなライフスタイルを送っているかに関係している。つまり、食事、睡眠、運動、呼吸の方法によって、私たちは身体の運命を変えることができるわけだ。では、これらの検査について一つずつ説明していこう。なお、検査は定期的な健康診断に合わせて繰り返し行うことが望ましい。

空腹時血糖

安価な血糖測定器と、1日1ドル以下で買える試験ストリップ(試験紙)の購入をお勧めする。これらはオンラインショップや薬局で入手できる。起床時に朝一番で検査し、カレンダーに値を記録する。私はネット上のスケジュールアプリに、前日に何をどれくらい食べたかの詳細とともに書き込んでいる。こうすることで、どんな食事が血糖値に良いのか悪いのかを把握しやすくなる。起床時の空腹時血糖値は通常、前日に食べたものの影響を受ける。8時間以上食事をしていない状態で血糖値を測定するこの手法は、糖尿病予備軍と糖尿病を調べるための一般的な診断手段だ。正常値は70~100mg/dℓ(ミリグラム/デシリットル)で、これを超えるとインスリン抵抗性と糖尿病、さらに脳疾患のリスクが高まっていると見なされる。理想の値は、95mg/dℓ未満。私は空腹(起床)時血糖値を75~85mg/dℓ前後に保つようにしている。そうしないと、オートファジーのスイッチオフの状態が続いてしまうからだ。また、食事や軽食をとった1時間後にも血糖値を調べよう。120mg/dℓを超えている場合は、糖質摂取量が多すぎると判断できるため、次回の食事では高GIの食品を減らすように心がける。

ヘモグロビンA1c

この検査では過去90日間の「平均」の血糖値がわかる。血糖コントロールの指標としては、空腹時血糖値よりもはるかに優れている。健康診断でもおなじみの検査だ。望ましい値は4・8〜5・4パーセント。5・6〜6・4パーセントだと要注意または糖尿病予備軍、6・5パーセント以上は糖尿病と見なされる。この数値の改善には時間がかかるため、通常は3、4カ月に一度(または毎年の定期健康診断)しか測定しない。ヘモグロビンA1cレベルが慢性的に高いと、オートファジーのスイッチをオンにできない。

ホモシステイン

体内でつくられるこのアミノ酸の濃度が高いと、アテローム性動脈硬化(動脈の幅が狭くなり、血管が硬くなる)、心疾患、脳卒中、腎疾患、うつ病、認知症などのさまざまな疾患にかかりやすくなる。体内でホモシステインに変換されるアミノ酸の一種メチオニンが含まれている肉や乳製品の摂取量が多い人は、ホモシステイン値が高くなる傾向がある。目安となる望ましい値は1リットル当たり10マイクロモル。ホモシステイン値が高いと、テロメアの短縮率が3倍になることが示されている。テロメアは遺伝子を保護する役割を持つ、染色体の末端にある「キャップ」で、その長さは老化速度の生物学的指標になる。肉や乳製品の摂取量を減らすと、自然にホモシステイン値は下がる。運動とビタミンB群、特に葉酸（B9）、B12、B6、B2の摂取も、ホモシステイン値を下げるのに役立つ。体内ではこれらのビタミンを用いてホモシステインを代謝しているため、ホモシステイン値が高い人はビタミンB群が少ない傾向がある。

C反応性タンパク（CRP）

炎症のマーカー。望ましい値は0から3・0㎎／ℓ。CRP値の改善には数カ月かかることが多いが、本書のガイドラインに従えば1カ月後から前向きな変化が期待できる。

脂質

血中コレステロール（LDL、HDL、総コレステロール）と中性脂肪の量を測定する。中性脂肪は血液中の脂肪の一種で、この値が高いと肝臓や膵臓に何らかの問題が生じていることもある。また、糖尿病や肥満、高血圧のほか、HDLコレステロール（善玉）とLDLコレステロール（悪玉）のバランスなどに問題があるときも、この値は高くなる傾向がある。精製糖質とアルコールの摂取量が多いと、中性脂肪値は上がる。目標とすべき値は次の通りだ（クリーブランドクリニックによる目標値※）。

- 総コレステロール　100〜199㎎／dℓ（21歳以上が対象）。
- 高比重リポタンパク（HDL）　40㎎／dℓ以上。

・低比重リポタンパク（LDL）　心臓・血管関連の疾患がある人、心血管疾患のリスクが非常に高い人（メタボリックシンドロームに該当する人）の場合、70mg／dℓ未満。高リスク患者（例：複数の心疾患危険因子を有する患者）の場合、100mg／dℓ未満。冠動脈疾患のリスクが低い人の場合、130mg／dℓ未満。
・中性脂肪　150mg／dℓ未満。

オメガ6とオメガ3の比率

前述のように、オメガ3の値は、オンラインショップなどで購入できる検査キットを使った簡単な血液検査で測定できる。医療機関では、患者が特に希望しない限り、一般的に実施されることはない。オメガ3指数の標準値は8〜12パーセント。オメガ6とオメガ3の望ましい比率の目安は、2対1〜1対1の範囲である。

※本章で示すの目標値は、子どもや20歳未満の若者の場合は異なる。最近では、コレステロール値とそれに関連する健康リスクを評価する新しい方法が現れ始めている。たとえば、マーティン・ホプキンス計算式と呼ばれる方法では、被験者が採血前に断食しなくてもLDL値を正確に割り出すのに役立つと考えられている。ただし現在でも大半の医療機関では、ここに記載した基準値が目安として用いられている。

ＤＥＸＡスキャン

実施に約10分かかる低線量X線検査だが、米国では人気が高まっている。「ＤＥＸＡ」は「dual-energy X-ray absorptiometry＝二重エネルギーX線吸収測定法」の略語で、非侵襲的（訳注＊身体を傷つけない）に身体をスキャンする技術を指す。骨密度スキャンだけでなく、全身をスキャンできるサービスを利用しよう。ＢＭＩや体脂肪率、筋肉量、骨密度（部位ごと）を測定する３Ｄスキャンが多くの医療機関などで提供されている。これらのスキャンを使えば、食事の効果や筋肉量の増減、カルシウムやビタミンＫ２の補給の必要性の有無、骨密度強化のためにウエイト・トレーニングを行う必要性の有無などの判断に役立つ短期的なフィードバックが得られる。これらのスキャンはかかりつけの医師のもとでも実施できるが、それができない場合は、画像診断センターで行える。処方箋は不要で、費用は45ドル程度だ。

本章で紹介するプログラムを開始してから3カ月後に、これらの検査を再び実施して改善点を確認してほしい。また、毎年の健康診断でもこの検査を実施するように医師に依頼するといいだろう。

「スイッチ・ライフスタイル」10の実践ポイント

本書でここまでに学んできた内容を復習しよう。以下は、鍵となる重要なポイントを10個にまとめたものだ。

1 動物、酵母、原生動物、植物はすべて、栄養摂取（同化）と飢餓（異化）の状態を交互に経験し、そのたびに、mTORスイッチのオンとオフによって成長（同化）とリサイクル（異化）の状態を切り替えている。

2 人類の祖先がアフリカのサバンナで狩猟採集生活を開始してから、1万2000年前に農耕革命が起きるまでの間に、400万年もの時間が経過している。つまり、人類全体の歴史の中で、穀物や乳製品が消費されたのは約400分の1の期間のみだ。狩猟採集民として過ごした時間のほうが、農耕や牧畜をしていた時間より400倍も長い。

3 私たちの祖先である原始人は、低GIの草や種、木の実、植物の根や地下茎と、できるだけ多くの脂質、そして手に入るときに肉を食べていたと考えられている。季節によって蜂蜜や穀物も摂取したが、これらは日常的なカロリーには大きく貢献していなかった。

4　文明病（糖尿病、がん、心血管疾患、アルツハイマー病）は、人類が狩猟採集生活から穀物を主食とするようになるにつれて増加した。この変化が特に顕著だったのは、精製された砂糖と小麦粉が大量生産され、流通するようになってからだ。

5　かつての沖縄の人々やロマリンダの菜食主義者、アトス山の修道士など、欧米型の食事を避け、丸ごとの野菜を多く、肉や乳製品を少なく摂取しているグループがある。これらの人々は、精製された穀物や砂糖、飼育肉が多く含まれている典型的な欧米型の食事をしている人々よりも長寿で、糖尿病、がん、心血管疾患、アルツハイマー病にかかる率が大幅に低い。

6　動物性タンパク質や乳製品の摂取量を減らすとＩＧＦ－１値が低下し（5に挙げたグループも、ＩＧＦ－１受容体が欠損した遺伝子を持つラロン症候群の人々と同様、ＩＧＦ－１値が低い）、ｍＴＯＲの作用が抑制されてオートファジーが活性化するため、体内の不要なタンパク質や細胞小器官が分解・除去されやすくなる。

7 高GIの糖質（砂糖、小麦粉、消化しやすいデンプン、多くの果物）の摂取を減らすことは、血糖値の低下や、AGE（糖化最終産物）からの身体の保護、mTORの抑制につながる。

8 ケトンを誘発してケトーシス状態に入り、糖質の摂取量を減らすと（1日20グラム未満）、mTORが抑制されるだけでなく、脳機能が改善される。さらに、楽に断食が行えるようになり、脂肪の燃焼が促されて健康状態が向上し、早くやせられる。

9 炎症誘発性の食品は避け、抗炎症性の食べ物を選ぶ（たとえば、オメガ6脂肪酸が豊富な食品を避け、オメガ3脂肪酸を含む食品の摂取量を増やす）。

10 健康で長生きをするための鍵は、1年のうち約8カ月を異化状態（オートファジーをオン）に、4カ月は同化状態（オートファジーをオフ）になるような食生活を実践することだ。このパターンに従うことで（時期は自分の好きなように設定してかまわない。たとえば8カ月連続で異化、4カ月連続で同化にしても、2カ月異化、1カ月同化を年に4回繰り返してもいい）、私たちの祖先である原始人の食事サイクルを最も正確に模倣できる。その結果として、体内の不要物を掃除して文明病を発症するリスクを大幅に低下させると同時に、幹細胞の再生・成長と免疫システムの強化、筋肉をつけ若干の脂肪を補充する期間を設けることができる。

「スイッチ」をオンにする

次に、1年に8カ月間、オートファジーを誘発する異化状態をつくるためのガイドラインを示す。また、テーマ（低カロリー、低タンパク、頻繁な断食）に沿った食生活を実践するために、特定の集団（沖縄の人々、ロマリンダの完全菜食主義者、アトス山の修道士）を模倣することもお勧めする。8カ月間の異化状態をつくるためのもう一つの選択肢であるケトジェニック・ダイエットについても後述する。これは食事制限と理想的なBMIの実現のための強力な方法になる。

・精製した糖質を避ける

シリアル、ポテトチップス、クラッカー、クッキー、パスタ、菓子パン、マフィン、ケーキ、ドーナツ、甘い菓子、エナジーバー、アイスクリーム、ケチャップ、プロセスチーズスプレッド、スポーツ飲料、ソフトドリンク・清涼飲料水、揚げ物、加工食品全般（特に「無脂肪」や「低脂肪」と表示されているもの）、蜂蜜、糖蜜、黒砂糖、アガベ、メープルシロップ、テーブルシュガーなどを食べないようにする。人工甘味料や砂糖の代替品、これらを使用した製品（ステビアやモンクフルーツは少量なら摂取してもよい）もとらない。

・野菜をたくさん食べる

低GIの野菜や豆類をとる（ネットで利用できる各種データベースを参照。たとえば「Harvard Health」（https://www.health.harvard.edu/）には最新のリストが掲載されている）。砂糖や保存料などの添加物が加えられていなければ、急速冷凍食品や缶詰でもよい。

▽量を気にせず食べても良い食品　マッシュルーム、カリフラワー、ルッコラ、エンドウ豆、レンズ豆、ひよこ豆、ヤムイモ（ジャガイモではない）、キャベツ、レタス、エンダイブ、芽キャベツ、ケール、チャード、タマネギ、コラード、チンゲンサイ、アーティチョーク、セロリ、ラディッシュ、アスパラガス、ニンニク、ニラ、ウイキョウ、エシャロット、ネギ、ショウガ、ヒカマ、パセリ、シログワイ。

▽少量または低頻度でとるべき食品（シュウ酸※が多く含まれているため）　ほうれん草、ブロッコリー、ジャガイモ、サツマイモ、ナス。

・動物性タンパク質（卵や乳製品も含む）の摂取を大幅減（オメガ3が豊富な魚は除く）

1週間の肉の摂取量を約227グラム以下にする。牛乳も飲まない。ただし、特別な「ご馳走」の日に山羊や羊のミルクやチーズを食べるのはよい（週に1回まで。詳しくは後述）。卵は平飼いのものを適量（週2回以下）摂取する。

・小麦、大麦、ライ麦などの穀物からつくられた食品（パンやパスタ）の摂取量を大幅に減らし、精製された小麦粉は完全にやめる

パンやパスタは週1回以下にする。例外は、タンパク質と食物繊維が多く、正味の糖質（総糖質から食物繊維を差し引いたもの）が少ない低GIのルパン豆だ。聞いたことがないかもしれないが、最近人気を集めている食材で、オンラインショップや多くの食料品店で入手できる。ルパン豆のパウダーは小麦粉の代用品になり、小麦粉の代わりにクッキーやパンケーキの原材料になる。ルパン豆のフレークは、サラダにふりかけたり、魚にまぶして焼いたりしてもいい。食事からほかの穀物を完全に取り除くことができたら、なお望ましい。

・マカダミアナッツをもっと食べる

マカダミアナッツのほか、アーモンドやカシューナッツ、ピーナッツ、松の実などのナッツ類も適量試してみる。加工食品を控え、代わりにナッツ類をとってほしい。ナッツの中では、マカダミアナッツが特にお勧めだ。

・一価不飽和脂肪酸を多く含む脂質（サラダのドレッシングを含む）を摂取する（アボカド、マカ

ダミアナッツなど)。

・朝食はできる限り抜き、前の晩から続く断食時間を長くする

夕食後から翌日の朝食まで何も食べない12時間断食(午後6時から翌朝6時までカロリーを摂取しない)から始めて、次に朝食を抜いて18時間の断食にする(午後6時から翌日の正午までカロリーを摂取しない)。これを週に3日、実践する。

・タンパク質循環によるオートファジーの活性化

1週間のうち、タンパク質摂取量を抑える日を連続させずに3日設ける(たとえば、月曜、水曜、金曜)。この3日間は夕食後から翌日の正午まで断食し(理想的には合計18時間)、午後の食事ではタンパク質の摂取量を25グラム以下にする(中型のエビ8匹、サケ125グラム、ロースト

※ シュウ酸エステル結晶は、たいていの植物性の食べ物には程度の差こそあれ含まれている。大きなミクロ結晶は機械的損傷を与える可能性がある。一方、溶けてイオン化したものやナノ結晶は、吸収されやすく、全身に害をもたらすおそれがある。シュウ酸は痛みのほか、機能的障害と慢性疾患の両方に関係している。詳細はSally K. Norton, "Lost Seasonality and Overconsumption of Plants:Risking Oxalate Toxicity," Journal of Evolution and Health 2, no.3 (May 2018): article 4, https://jevohealth.com/journal/vol2/iss3/4/ または https://sallyknorton.com/downloads/lost-seasonality-risking-oxalate-toxicity/ を参照。

ターキーまたは鶏胸肉85グラム程度)。1週間の残りの4日間は、タンパク質を通常通り摂取する(体重1キログラムにつき0・82グラム。つまり、体重68キロの人は55グラムのタンパク質を摂取できる)。

・1カ月～3カ月に一度、まずは1日、次に2日間、さらに3～5日間と、段階的に期間を延ばしながら断食を実践する(健康状態と目標体重に応じて調整する)

多くの人々が信頼している方法は、5日間断食をして、その後1カ月間ケトーシス状態を保つことだ。体重の増加とメタボリック症候群に悩む人にとって、両方の問題の解決策になる。

・自然の摂理に従い、季節に応じた食生活を送る

夏の終わりから秋の初めにかけて、日光を多く浴び(ビタミンDを得る)、糖質や果物、肉を多く食べ始める。冬に入る直前に体重を少し増やし、冬の間は頻繁に断食を行ってケトーシス状態に入る(詳細は後述)。

ライフスタイル

これまで説明してきたガイドラインに従いながら、次に説明する食事法のいずれかを選んで実践してみよう。

・沖縄県人のように食べる

理想的な体重を設定してカロリー摂取量を減らし、理想体重になったらそれを維持するためのカロリー消費を心がける（理想体重に到達するまでの間は、基礎代謝量相当のカロリーしか摂取しないようにする）。カロリー計算をしてくれるウェブサイトはたくさんある。1日に摂取すべきカロリーがわからない場合は、食べたものをすべて記録して、これらのウェブサイトで計算する。動物性タンパク質の摂取量を大幅に減らし、植物性の食事を増やす。加工肉はとらない（ベーコンもホットドッグも食べない）。できれば、オメガ6が豊富な鶏肉ではなく、サケやオヒョウ（訳注＊カレイに似た大型魚）、イワシ、タラなどの脂肪の多い魚を選ぶ。

・アトス山の修道士のように食べる

カロリーを制限し、1年のうち半分を低GIの菜食主義者として過ごす（年に180日。隔週または理想的には隔月）。残りの半分の期間は動物性タンパク質（特に魚）を食べ、カロリー制限をしている期間よりも糖質を多く摂取する。

・ロマリンダのビーガンのように食べる

動物性タンパク質は一切とらない。ただし、ビタミンB群と大豆タンパク質（TVP）などの野菜由来のタンパク質は補給する。TVPは肉の代替品であり、自然食品の専門店や一般食料品店の粉製品の売り場などで販売されている。炒めるとひき肉に似た食感があり、スープやシチュー、ベジタリアンタコス、煮込み料理、ベジバーガーにも使える。私もさまざまな料理で活用している。

・ケトーシス状態に入る

3カ月ごとに2回か、2カ月ごとに1回、身体の主なエネルギー源を脂肪にする。糖質の摂取をやめるとオートファジーが活性化し、断食も楽に行えるようになる。身体が脂肪（食事でとる脂質よりも、身体に蓄積された脂肪）を燃焼し続けるようになり、断食をして糖質をとらなくても空腹感に苦しまなくなる。ケトーシス状態とオートファジーの活性化を組み合わせると、身体の新陳代謝全体に相乗的な効果がある。

年間スケジュールの例

1月 オートファジー
2月 オートファジー（オプション：ケトーシス）
3月 同化（オートファジーをオフ）

4月 オートファジー
5月 オートファジー（オプション：ケトーシス）
6月 同化（オートファジーをオフ）
7月 オートファジー
8月 オートファジー（オプション：ケトーシス）
9月 同化（オートファジーをオフ）。ご馳走日を柔軟に設ける。
10月 オートファジー
11月 オートファジー（オプション：ケトーシス）
12月 同化（オートファジーをオフ）

ポイント 1年の計画は自由に設定できる。目標は、オートファジーを「オン」にして身体を浄化するのに8カ月間、「オフ」にして細胞や組織を再構築するのに4カ月間を充てること。オートファジーの期間中にケトーシス状態に入る。秋には、冬に備えてご馳走日を多く設ける月を1カ月つくる。

食品リスト

ポイント　できるだけオーガニック食品を買うように心がけよう。目標は、野菜を食事の中心に据えることだ。サラダつきのタンパク質や糖質を中心に考えない。野菜の摂取は最重要事項であり、時々、動物性タンパク質（週に約225グラムまで）を食べるようにする。オートファジー期間は、動物性タンパク質を週2回、副菜として食べる（ただし、月に一度はご馳走日を設定。オートファジー期間中でも、動物性タンパク質をとった日が1日あったとしても、プログラム的には問題ない）。

- 低GIの野菜（レタス、マッシュルーム、カリフラワー、キュウリ、インゲン、芽キャベツ、チャード、タマネギ、コラード（訳注＊結球していないキャベツ）、ニラ、ネギ、アーティチョーク、ラディッシュ、アスパラガス、ズッキーニ、ドングリカボチャ、イエローカボチャ、ニンニク、ショウガ、トマト、アボカド、ブルーベリー、ラズベリー、ブラックベリー、ケール、ヤムイモ、レモンなど）
- ハーブとスパイス（オレガノ、パセリ、タイム、ミント、バジル、ターメリック、シナモンなど）
- マカダミアナッツとマカダミアナッツバター

- DHAが豊富な平飼い卵
- 脂肪分の多い天然の冷水魚（サケ、オヒョウ、イワシ、サバ、アンチョビなど）
- ツナ缶（一本釣り）
- エビ
- 麻の実
- 亜麻仁
- チアシード
- ルパン豆（フレークまたは粉）
- エキストラバージン・オリーブオイル
- ココナッツ／MCTオイル
- アボカドオイルとアボカドマヨネーズ
- ディジョン・マスタード
- タプナード（砂糖不使用）
- サルサ（砂糖不使用）
- 羊乳由来の高脂肪ヨーグルト（砂糖不使用のプレーンタイプ）
- フムス
- レンズ豆

- ひよこ豆
- 黒豆
- 海塩またはヒマラヤのピンクソルト
- バルサミコ酢
- ダークチョコレート（カカオ率70パーセント以上）
- ステビアまたはモンクフルーツ（甘味料として）
- コーヒー、紅茶

ケトーシス状態に入る方法

ケトーシス状態に入るための最善策は、糖質の摂取量を大幅に減らすことだ。「可消化炭水化物」と定義される正味糖質（総糖質から食物繊維を差し引いたもの）の摂取量を1日50グラム以下、理想的には20グラム以下に保つ。食品ラベルには糖質の量が記載されているので、その値を用いれば計算できる。丸ごとの野菜など、ラベルがついていない食品はインターネットで調べてみよう。現在、さまざまな情報源から食品の糖質の量を調べることができる。糖質の量は少ないほどよい。糖質から摂取していたカロリーは、健康的な脂質やタンパク質からとるようにする。食事の中心は脂質になる（ベーコンやソーセージのような加工肉はとらない。これらの食品はケトジェニック・ダイエットの多くで食べてもよいことになっているが、健康的な栄養源とは言えない）。前述のように、タンパク質は体内で糖に変わりうるものであり、とりすぎは身体に悪い。糖質はレタスやキュウリ、マッシュルーム、カリフラワー、アスパラガス、キャベツ（ジャガイモ、ニンジン、ヤムイモ、サツマイモはとらない）などの地上で育つ野菜からとる。また、糖質が豊富なエンドウ豆やレンズ豆などの豆類も避ける。果物は消化しにくいものが多く糖度が高いためケトーシス状態を保ちにくい（甘い果物には1個で20グラム以上の糖質を含むものもある）。ベリー類は時折食べてもよいが、バナナや桃、パイナップルは食べない。

私はダイエットアプリの「MyFitnessPal（マイフィットネスパル）」を使っているが、ケトジェニック・ダイエットを実践することに役立つウェブサイトや携帯アプリはほかにもたくさんある。糖質量を計算し、タンパク質や脂質の摂取量を記録することで、ケトジェニック・ダイエットを健康的に続けるためのパラメーターの範囲がわかるようになる。「MyFitnessPal」はバーコードをスキャンするのに便利で、食品に含まれる栄養素の量を正確に把握し、カロリーを記録できる（ケトーシス状態に入ろうとしている人は、パックに詰められた食品はあまり買わないだろうが、冷凍や缶詰の野菜を買うときなどにこのコードが役に立つ）。このアプリのウェブサイトでは、レストランでの食事を含めたさまざまな食品の栄養構成やカロリーを調べることができる。また、ケトジェニック・ダイエット中は、ビタミンB群と魚油をとるのを忘れないようにしよう。

牛乳よりも羊乳を飲む

現代人は牛乳を多く消費している。乳製品は朝食から夕食、さらには間食まで、私たちの食文化に浸透している。コーヒーに入れるほか、アイスクリームやヨーグルト、チーズなどの形でも食べる。その代わりになる優れた食品が羊乳だ。羊乳は牛乳より人間の消化器系に受け入れられやすく、山羊乳よりも消化がいい。さらに、羊乳は山羊乳とは違い、臭いや味が強くない。本書が推奨する「スイッチ式食事プラン」では、羊乳と羊乳からつくられたチーズを摂取する（羊乳は牛乳や山羊乳よりも固形分が2倍含まれているので、チーズの生産に向いている）。牛乳よりロイシンがはるかに少ないものの、オートファジーを活性化させるという観点では8カ月間の「異化」の時期には摂取すべきではない。「同化」の時期にのみ、羊乳をとるようにしよう。牛乳と山羊乳は年に数回の特別なケースを除き、とらないようにする。

ヘルシーな油で料理をする

私はココナッツオイルやアボカドオイル、エキストラバージン・オリーブオイルを使って料理するのが好きだ。強火を用いるときは、良質なキャノーラ油のクッキングスプレーも使う。オリーブオイルは、料理に用いるほか、生ものや調理した食べ物にかけるのもいい。

水分の摂取

ミネラルウォーターや浄水器でろ過した水をたっぷりとる。たとえば、体重が約68キロなら、毎日約2・1リットルの水を飲む。コーヒーは、朝に飲むことをお勧めする。ただし、砂糖やミルクは入れない。紅茶を飲んでもかまわない。クリスマスや感謝祭などの祝日や祝い事（月に1回程度）などのご馳走日には、ディナーと一緒にグラスワインを飲んでもいい。ただし、ケトーシス状態に入っているときは、アルコールを避ける。

軽食

この本の食事法に従っていれば、次第に食事の間に強い空腹を感じたりしなくなるはずだ。それでも何かを食べたくなったときは、マカダミアナッツや、セロリやラディッシュなどの低GIの野菜をタプナード、生のサルサ、フムスなどにつけて食べてみよう。アボカドを半分に切り、オリーブオイルと塩コショウで味つけするのもいい。焼いたアーティチョークとアボカドマヨネーズの組み合わせもお勧めだ。

外食

食生活を変え始めてから数週間は、誘惑が多すぎる外食を控えよう。とはいえ最終的には、どこにいても、このライフスタイルを保つための方法を見つけなければならない。口に入れるものをすべて、本書の食事法に合ったものにするのはほぼ不可能だ。日常生活を送るうえでは、さまざまな誘惑に直面するだろう（ビュッフェや売店、ランチミーティング、バースデーパーティー、感謝祭など）。なじみのレストランのメニューを見て、本書の食事法に従った食べ物を注文できるかどうか確認してみよう。この食事法に慣れてきたら、これまで食べてきた料理を本書のガイドラインに合うような形でアレンジしてみよう。賢く選択して、メニューやレシピを自分に合うようにするのはそれほど難しくない。私の場合、何を食べるか迷ったときは、アボカドとルッコラのサラダにオイルと酢をたらしたものを食べる。ケトーシス状態に入っているときは、サラダにシーフード（揚げ物以外）を添えて食べる。

「スイッチ式食事プラン」
（上から摂取カロリーの多い順に掲載）

健康的な脂質：週7日 総摂取カロリーの65～75パーセント。マカダミアナッツ、アボカド、MCTオイル、オリーブオイル、キャノーラ油など		
低GI値の野菜：週7日 総摂取カロリーの10～25パーセント。芽キャベツ、カリフラワー、ほうれん草、ブロッコリー、ケール、カボチャ、タマネギなど		
野菜タンパク（大豆を除く）：週7日 総摂取カロリーの10パーセント以下。ヘンプ（麻の実）プロテイン、ピー（エンドウ豆）プロテイン、マカダミアナッツなど		
ビーガン食：週3～7日 上記の食品	脂質の多い魚：週0～3日 サケ、イワシ、エビなど	乳製品と肉：週0～1日 できればグラスフェッド（牧草飼育）の肉を適量
スイーツ、穀物、豆類、デンプン類、ナッツなど 秋（8月～9月）またはご馳走日のみ。総摂取カロリーの25パーセント以下		
アルコール：1日1～2杯。ご馳走日のみ 赤ワインが望ましいが、何を飲んでもかまわない。ケトジェニック・ダイエットをしているときは、果物や砂糖を加えない		
断食 3カ月ごと、3日間連続		

まとめ

この食事法の要点を理解しやすくするために、図にまとめた。このガイドラインに厳密に従う必要はないが、できる限り努力してほしい。個人的には、健康的な脂質とタンパク質が含まれているマカダミアナッツが特にお勧めだ。

薬とサプリメント

現在処方薬を服用している人は、サプリメントの摂取を計画する場合には、必ず医師に相談してほしい。リスクとメリットについて医師とよく話し合ったうえで、どのサプリメントをとるかを判断しよう。現在服用している市販薬や他のサプリメントがあれば、それも必ず考慮する。

以下に、お勧めの薬とサプリメントを四つ紹介する。すべて、オートファジーに直接関連しているものだ。

・アスピリン

強力な抗炎症作用がある、古くから用いられてきた鎮痛薬。「特効薬」として広く用いられてきたこの薬は、活性代謝物であるサリチル酸塩がmTORを抑制することで、オートファジーを誘導する。そのため、アスピリンにはカロリー制限に似た効果があるとも言われている。自分の既往歴、年齢、個人的なリスクを考慮し、担当医師に相談したうえで、低用量アスピリン（81ミリグラム、米国では「ベビーアスピリン」と呼ばれている）を毎日服用するかどうかを判断しよう。アスピリンは出血傾向にある場合にはそれを助長し、血液凝固が妨げられるなどの副作用があるため、誰にでも勧められるものではない。

・ビタミンD

ビタミンDを「ビタミン」と呼ぶのは厳密には間違っている。なぜなら、ビタミンDの正体は脂溶性のステロイドホルモンであり、体内で産生されるものだからだ。皮膚は太陽光の紫外線を浴びるとコレステロールからビタミンDをつくり出す。多くの人は、ビタミンDを、骨の健康やカルシウムのレベルと関連づけている（そのため栄養強化食品・飲料にもよく添加されている）が、そのほかにも全身の健康に良い影響を及ぼし、オートファジーを促す働きもある。実は、オートファジーはビタミンDによる健康促進効果の基盤である。オートファジーが起こるためにはビタミンDが必要だからだ（ビタミンDの受容体が全身に存在するのは、おそらくそれが理由だ）。ビタミンDが欠乏すると、骨がもろく柔らかくなり、極端な場合には骨粗しょう症やくる病、さらには糖尿病、うつ病、認知症、心血管疾患などの発症リスクが高まる。先進国に住む私たちは、ビタミンDが不足していることが多い。日差しを避けることが多く、年間を通して十分な日光を浴びることが難しい北半球の緯度の高い地域に住んでいるケースが多いからだ。体内のビタミンD濃度を測定する検査は、有効性が疑問視されているため、推奨されていない。サプリメントで毎日50マイクログラム補給することで、身体に害をもたらすことなくビタミンDのレベルを上げることができる。このレベルでは、日焼け止めをせずに日差しを十分に浴びているときでも過剰摂取にはならない。

・魚油（DHAとEPA）

人気のあるオメガ3のサプリメントで、両方とも配合されていることが多い。ビーガン向けに海藻由来のものもある（魚油にオメガ3が多く含まれているのは、魚が主に海藻を食べているからだ）。

・**グルコサミン**
変形性関節症などの関節障害の改善に用いられることが多く、mTOR経路とは独立した強力なオートファジー誘導物質になる（すなわち、mTORを抑制するほかの要因とは別に作用する。「異化」の時期に用いると、オートファジーの働きをさらに高められる）。

次に、「異化の時期にのみ」摂取の候補となるオートファジーを誘発するサプリメントを紹介する。使用する場合は、製品パッケージに記載されている推奨用量に必ず従うこと。

・**キバナオウギ（黄花黄耆）**
・**アシュワガンダ**　アシュワガンダの葉の水抽出物。
・**カフェイン**　コーヒーを飲む量を増やす。ただし、睡眠の妨げにならない量にとどめる。
・**カルノシン酸とカルノソール（ローズマリー由来のポリフェノール）**
・**ウコンまたはクルクミン**
・**エピガロカテキンガラート（EGCG）**　緑茶の主成分。
・**フィセチン**　果物（訳注＊イチゴや柿など）や野菜（訳注＊タマネギやキュウリなど）に含まれる天然のフラボノイド。
・**根ショウガ**　スライスまたは粉末（砂糖漬けではないもの）。

- **インドール3カルビノール**　アブラナ科の野菜（ブロッコリー、キャベツ、カリフラワー、芽キャベツ、コラードの葉、ケールなど）からの抽出物。
- **メラトニン**　体内で自然に産生されるホルモンだが、サプリメントとしても市販されている。
- **ニコチン酸（ナイアシン）**　ビタミンB3。
- **プテロスチルベン**　レスベラトロールに似ているが、それよりも強力な植物スチルベノイド。
- **ピクノジェノール（フランス海岸松樹皮エキス）**　樹皮の抽出物として広く普及している。
- **ケルセチン**　ポリフェノールのフラボノイド群由来の植物性フラボノール。多くの果物や野菜、薬物、穀物、赤タマネギ、ケールなどに含まれている。
- **レスベラトロール**　天然フェノールの一種であるスチルベノイド。さまざまな植物が損傷を受けたときや細菌や真菌などの病原体の攻撃にさらされたときに産生される。

オートファジーを誘発する薬剤には次のものがある。

- **メトホルミン**
ミトコンドリアの電子伝達系を阻害して細胞内のエネルギー（ATP）の産生量を抑えるために用いられる薬。mTORを阻害することで、AMP（第3章を参照）に対して細胞分裂やタンパク質産生のブレーキをかけるよう信号を送る。医師の指導のもと、「異化」の時期にのみ服用する。

・ラパマイシン

本書の冒頭で説明した、mTORの発見につながった細菌に由来する薬。移植手術後の拒絶反応抑制などに使われる。mTORを強力に抑制するので、必ず医師の指導のもと、「異化」の時期にのみ服用する。

運動でオートファジーをさらに活性化

運動を習慣にしている人は多くないが、運動が健康に良いことはみんな知っている。その主な理由は、運動がオートファジーを誘発するからなのだろうか。運動は筋肉組織と脳細胞のオートファジーを活性化させることがわかっている。テキサス大学サウスウェスタン・メディカル・センターによる興味深い2012年の研究では、オートファゴソーム（リサイクル対象の細胞の断片などを包み込む二重構造の膜）が緑色に発光するマウスを遺伝子操作で作製した。(注1)このマウスをトレッドミルで30分間走らせたところ、細胞が健康的に分解される速度が急激に上昇した。30分間のランニングによって、オートファジーが40〜50パーセント増加していた。その割合はランニングが80分間になるまで増え続け、その時点で100パーセントに達した（心配しないでほしい。毎日80分間も運動する必要はない）。権威あるネイチャー誌に発表されたこの研究は、すでにオートファジー研究で名を馳せていたベス・レヴァインによるものだった。レヴァインは1999年、初めて哺乳類のオートファジー遺伝子を発見し、その遺伝子の欠陥と乳がんとの関連を明らかにした。（注2）また、研究用の線虫カエノラブディティス・エレガンスを用いて、オートファジーが寿命延長に寄与していることも示した。（注3）

レヴァインの論文がネイチャー誌に掲載されるまで、マウスのオートファジーを誘導する最もよく知られた方法は、48時間の断食というストレスを与えることだった。レヴァインの研究により、運動はオートファジーを刺激するストレスになるだけでなく、飢餓状態よりも早く効果が出ることがわかった。また、レヴァインの研究で興味深いのは、正常なマウスとオートファジー遺伝子の欠陥マウスに高脂肪食を与え、肥満を原因とする糖尿病を発症させたうえで、8週間毎日トレッドミルを走らせる実験を行ったことだ（ただし、この高脂肪食はケトジェニックなものではなく、十分な量の糖質が含まれていたため、マウスが食べた脂質の大半は体内に蓄積された）。その結果、運動によって高レベルのオートファジーを誘導できない遺伝子欠陥マウスと比べて、正常なマウスは糖尿病の症状に改善が見られた。この実験結果はとても説得力があったため、レヴァインは自分が運動するためにトレッドミルを購入したという。

人間を対象とした運動とオートファジーの関係を調べる研究は、現在進行中であり、オートファジーを誘発するのに理想的な運動の強度や種類はよくわかっていない。とはいえ、定期的な運動が健康に欠かせないことは間違いない。もちろん、それは多くの人が主張していることだ。定期的な運動は、血糖値のバランスを正常化し、炎症レベルを抑え、身体が脂肪を燃料にせざるを得ない状態にまでエネルギーを燃焼させる。それによって、オートファジーが活性化する舞台が整う。健康に関する情報にはまがいものが多いが、運動が身体に良いのは確実だ。

有酸素運動の習慣がない人は、まずは毎日20分間を目標にするといい。心拍数が安静時よりも50パーセント以上になる強度で、運動を行うことが望ましい。汗をかいて、肺と心臓を強く働かせよう。デスクワーク中心の生活を送っている人は、毎日20分のウォーキングから始め、慣れてきたら時間を増やす。強度を高めるには、スピードを上げたり、坂道を上ったりするといい。両手に2キログラムのダンベルを持ち、肘を曲げる「ダンベルカール」をしながら歩くのもいいだろう。

すでに運動習慣がある人は、週に5日、1日30分以上の運動を目標にする。意欲が湧かないときは、友人と一緒に運動するか、運動教室などに参加してみよう。本格的なスポーツジムに通う必要はない。お金をかけずに運動する機会はいくらでも見つけられる。自宅でエクササイズ動画に合わせて身体を動かしてもいい。

理想は、有酸素運動、筋力トレーニング、ストレッチをバランスよく組み合わせた総合的トレーニングだが、ゼロから運動を始めるのであれば、まず有酸素運動を習慣化し、次に筋力トレーニングとストレッチを加えていくといい。慣れてきたら運動をする時間をあらかじめ計画し、毎日の生活にうまく組み込む。忙しく、運動するためのまとまった時間を見つけるのが難しそうな週には、生活の中でできるだけ身体を動かすようにしよう。研究によると、10分間の運動を3回すれば、30分間の運動を1回するのと同程度の健康効果が得られる。屋外を歩きながらミーティングをする、ストレッチをしながらテレビを見るなど、運動とほかの用事を組み合わせる方法も考えてみよう。座りっぱなしの生活は健康に害を及ぼすというのは、運動に関する最新研究から得られた最も重要な知見だ。「座りすぎ病」に注意しよう。

睡眠とストレス軽減

睡眠については、深く掘り下げるとそれだけで1冊の本が必要になってしまうので、本書では簡単に触れるだけにしておく。近年、睡眠が肉体的、精神的、感情的に大きな影響を及ぼすことについての研究が爆発的に増え、医学界でも大きな注目を集めている。私たちが生きていくために睡眠は欠かせないものであり、オートファジーにとっても睡眠は大きな役割を果たしている。睡眠が不足すると、代謝やオートファジーの機能が低下する。研究によって、睡眠不足、特に良質の眠りを妨げる断片的な睡眠は、オートファジーの作用を妨げることがわかっている。(注4) 実際、オートファジーは睡眠中に起こることがある。日常的に良質の睡眠がとれていなければ、概日リズム(サーカディアン・リズム)が崩れてしまう。概日リズムとは、生物の体内に存在する昼と夜の時間感覚（体内時計）のことで、身体の各機能やホルモンを調節している。概日リズムは睡眠サイクルの制御に役立つだけでなく、オートファジーのリズムにも影響を与えている。良質の睡眠をとれていれば、オートファジーが必要なときに作用しやすくなる。2016年のマウス実験でも、睡眠の中断がオートファジーに悪影響を及ぼすことが示されている。

米国の成人の3分の1は、推奨されている7時間の睡眠を確保できていない。自分の睡眠の質が良くないことに気づいていない場合もある。(注5) 睡眠時間は十分なのに日中に疲れを感じるようなら、特に、「男性」「太りすぎ」「高血圧」「家族からいびきをかいていると言われている」といった条件が当てはまる場合、睡眠改善薬を使う前に医師に相談すべきだ。

医師の治療を受けることで、睡眠に悪影響を及ぼしている要因を見つけて改善できる場合がある。たとえば、睡眠中に呼吸が停止し、睡眠サイクルが乱れる睡眠時無呼吸症候群は、よくある病気であり、治療は可能だ。

睡眠の質をできる限り高めるために、次のヒントを参考にしてほしい。

・決まった時間に就寝・起床する

睡眠医学の専門家は、毎晩すこやかに眠るための行動・環境を整えることを「睡眠衛生」と呼んでいる。中でも特に大切なのが、1年を通して同じ時間に寝て、同じ時間に起きることだ。

就寝時のルーチンをつくり、それに従おう。

・就寝前から眠る準備をする

ベッドに入る1時間前には心身を緩め、リラックスして過ごすようにしよう。刺激の強いブルーライトを発する電子機器は見ないようにする（ブルーライトを遮る眼鏡を使ってもいい）。温かい風呂に入る、ハーブティーを飲む、読書などがお勧めだ。

・寝室を清潔な聖域にする

寝室を静かで平和な場所にしよう。神経を興奮させる電子機器（テレビやコンピューター、スマートフォンなど）は置かず、物を減らして整理整頓を心がける。快適なベッドと良質のシーツはお金を惜しまず購入し、照明は薄暗いものにしよう。

私たちの健康にとって、ストレスは甚大な害をもたらす。安らかな眠りはストレスを和らげるので、人生の難しい状況に直面してもうまく対処できるようになる。また、睡眠に加えて、ストレスをコントロールしやすくするための方法を探そう。友人と充実した時間を過ごす、心身をリフレッシュさせるヨガを始める、感謝の気持ちを綴る日記を書く――。ストレスを減らすための方法はたくさんある。自分に合ったものを見つけて、積極的に実行しよう。

＊　＊　＊

私たちは毎日、無数の判断を下している。その多くは長年の習慣に沿って無意識で行われている。新しいライフスタイルに移行するときには、この無意識の習慣が抵抗するため、我慢が必要なこともある。健康的な生活を長く生き生きと続けるために、本書はここまで読者が日々の暮らしの中で正しい判断を下せるようにさまざまな情報をお届けした。私は、毎日の仕事や世界各地の人々との共同作業の中で、健康が人間にもたらす価値の大きさを実感している。急病や持病のつらさも目にしている。健康でなければ、人生のさまざまな側面に目を向ける余裕がなくなってしまう。しかし、健康で、自分自身と将来に自信を持てるようになれば、どんなことでも実現可能になる。

おわりに

健康で豊かな人生を楽しむために

110歳以上の超長寿者（スーパーセンテナリアン）からのアドバイス

- 心と身体を忙しくさせることが長生きの秘訣
- 朝の散歩とチョコレート
- 生卵をのみ、夫抜きの時間を楽しむ
- シェイクスピアを読み、暗唱する
- 午後に新聞のクロスワードパズルを解く
- 毎日体操し、葉巻を楽しむ
- 週に2ポンド（900グラム）のチョコレートを食べる

・1日1杯のウイスキーを飲む
・友達を持ち、良い水をたくさん飲み、心を前向きに保ち、歌をたくさん歌う

これは、私が110歳以上の超長寿者の血液サンプルを採取するため世界中を旅しているときに出会った人々の言葉だ。ここからわかるように、「スーパーセンテナリアン」たちの多くが、一般的に長寿に良いとされているルールに必ずしも従っているわけではない。だが、私たちが見習うことのできる共通点が一つある。それは心のおもむくままに人生を楽しみ、かつ極端なことはしないことだ。これらの人々には、遺伝的なアドバンテージが確かにある(それらについては本書でも説明してきた)。だが、私たちがあとどれだけ生きるかにかかわらず、良い年の取り方をすることについてのヒントを与えてくれる。たとえるなら、高級車の遺伝子を持っていても、健康に気を遣わず、こまめに「オイル交換」をしなければ、大衆車より長持ちしない(つまり、見た目を若々しく保つことも、心地良さを感じながら生きることもできない)ことだ。

私は、死を何としても避けたいと思っているわけではない。そうではなく、生きることに対して健全な愛を抱いている。寿命が長ければ、人はもっと人間らしく、慈悲深くなれると心から信じている。それは、かつてないほど現在の世界が必要としていることでもある。私が運営する非営利の研究組織「ベターヒューマンズ」では、人間ができる限り長く健康で過ごすための秘訣を探している。長寿者を研究するボストン大学の老年学者で、ニューイングランド・セ

ンテナリアン研究の創設者兼責任者でもあるトーマス・ペルスは、1999年のランセット誌で、『年をとればとるほど病気になる』のではなく、『年をとればとるほど健康になる』のである」と、そのことを見事に表現した。私たちもそのスタンスであるべきだ。

人体は自然淘汰と進化の驚異的な産物だが、進化のスピードは21世紀に生きる人間にとっては遅すぎる。私の目標は、これまで自然がもたらしてくれた人間の能力をさらに拡張することだ。病気を根絶し、認知能力と幸福感を向上させ、重要な生物学的な特性を高められることができれば、どれほど素晴らしいだろうか。

本書の執筆中にも、健康や病気に関する新たな知見を明らかにする無数の研究が発表されている。老化に関する新しい理論も提唱され、中には、医学の常識を覆してしまうかもしれない発見もある。定説を覆すのは簡単ではないが、科学の面白さは常に真実を見つけようと努力を続けるところにある。有望な事実や発見が新たに出てくれれば、私たちはそれに目を向けようとする。将来的には、病気を防ぎ、寿命を延ばすためのたくさんのツールを手に入れられるようになるだろう。たとえば、現在急速に発展しているのは、さまざまな老化防止剤や幹細胞技術を用いた治療方法の研究だ。20年前には、人間の微生物叢《そう》（身体の内部や体表に生息し健康に貢献している微生物の集合）についてはほとんど知られていなかった。これから20年後には、今は存在していない新たな医療分野が誕生しているだろう。現代はとてもエキサイティングな時代だ。技術や知識は、人類がこれまで経験したことのないほどの速さで進歩している。

オートファジーの科学は、まだ新しい研究分野だ。だが、オートファジーは何十億年も前、つまり、私たち人間が出現する前から存在している。この機能が科学的に生物の健康にとって効果的であることは、本書で取り上げてきた個人や集団、動物が示している。今後の研究によって、医学のあらゆる領域に関わる、この重要なトピックの詳細がさらに明らかになっていくだろう。オートファジーは人を選ばない。どんな遺伝子を持っていようと、誰もがこの重要な機能を体中に備えている。それはすでにあなたの内側にあり、すぐに使うことができる。ただしオートファジーは、身体がそのスイッチをオンにしたがっているのか、オフのままにしようとしているのかを察知する。スイッチをオンにするには、本書で説明したアプローチを利用すればいい。ぜひ、オートファジーをあなたの生活の中に積極的に取り入れてほしい。私の最新の仕事は、ベターヒューマンズのウェブサイト（https://www.betterhumans.org/）で紹介している。同サイトのスーパーセンテナリアン研究のリンクをたどれば、私が「若さの泉の秘訣」を探し求める中で出会った（そして血液を採取した）素晴らしい人々について知ることができる。その最大の成果は、人類全体に利益をもたらす発見になるかもしれない。

中でも、長寿の一番の秘訣は、１１０歳の誕生日を迎えた直後に会った故クラレンス・マシューズが教えてくれたアドバイスだろう。それは、常に「時の試練」に耐えてきた言葉だ。「呼吸をし続けることだよ」。

謝辞

本書には長い歴史があり、聡明で情熱的な大勢の人々が関わった。まず、ポール・カーペンターの励ましとサポートに感謝したい。執筆や調べ物をするための場所として、湖畔の別荘を1年間にわたって提供してくれた。常識にとらわれない発想をすることを私に勧め、細胞生物学と医学についてのさまざまな疑問をぶつけてきてくれた、友人であり同僚のパリジャータ・マッケイにもありがとうと言いたい。

本を書いたことのある人なら誰でも、最初に企画を立てた段階から、執筆や編集をし、最終的に読者にメッセージを届けられるようになるまでに、一つの町ほどの多くの人々の助けが必要となることを知っている。クリスティン・ロバーグとは、20年以前、私がニューヨークのイサカで人気のビアパブを経営し、医師を目指す彼女がコーネル大学の学生だったとき、たぶんお互い知らないうちに何度も同じ場所に居合わせたことがあったはずだ。だが、私たちが本書について話をするまでには、それからかなりの年月を要した。数年後、どちらもキャリアを変え、イサカから離れていた私たちは、本書の構想について話し合い、入念に提案書を書き、原稿を執筆した。この本の執筆にともに関わってくれたこと、忍耐、優雅さ、機知、出版に関する知恵を与えてくれた素晴らしいエージェント、ボニー・ソローを紹介してくれたロバーグの心から感謝したい。本書は、あなたの創造力と編集手腕、リーダーシップがなければ決してつくれなかった。

編集者のジェレミー・ルビー・ストラウスといつも親切なそのアシスタント、ブリタ・ランドバーグに感謝したい。本書について初めて話した日から、ともに興奮を味わってきた。本書に記した重要なメッセージに生命を吹き込むのに、あなたたちほど相応しい人はいなかった。一緒に仕事ができてうれしかった。サイモン&シュスターの出版チームのメンバーのみなさん、キャロリン・レイディ、ジョン・カープ、ジェン・バーグストローム、エイミー・ベル、ジェン・ロング、エリザ・ハンソン、サリー・マーヴィン、アビー・ジドル、アン・ジャコネット、アナベル・ヒメネス、リサ・リトヴァック、ジョン・ヴァイロ、ダヴィナ・モック、キャロライン・パロッタ、アリソン・グリーン、クリスティーン・マスターズ、ケイトリン・スノーデン、ときに熱くなりすぎる私を見て、言葉を和らげるべきタイミングを教えてくれたセレステ・フィリップス、みんなありがとう。

最後に、恩師であり友人であるジョージ・チャーチとデイヴィッド・シンクレアに心から感謝したい。ハーバード大学医学部遺伝学部の偉大な研究者である2人は、私が学んだことを世の中に伝えるべく、この本を書くことを勧めてくれた。友人や家族、医療従事者たちに、100歳まで健康的に生きることは、自分の心がけ次第で可能であるということを伝えたい。

原注 NOTES

本書で説明した考えや概念を理解するのに役立つと思われる科学論文や参考文献の一部を示す。本文では、ここに示す研究の内容を引用している。可能であれば、私がこれまでに読んだオートファジーと寿命延長に関するすべての論文を挙げたいところだが、そうするとリストが数千件にもなるので現実的ではない。とはいえ、これらの情報は、本書の内容を深く掘り下げたい人にとって役立つものになるだろう。

はじめに　スイッチ

1. GBD 2017 Diet Collaborators, "Health Effects of Dietary Risks in 195 Countries, 1990-2017: A Systematic Analysis for the Global Burden of Disease Study 2017," The Lancet 393, no. 10184 (April 3, 2019): 1958-72.
2. Joana Araujo, Jianwen Cai, and June Stevens, "Prevalence of Optimal Metabolic Health in American Adults: National Health and Nutrition Examination Survey 2009-2016," Metabolic Syndrome and Related Disorders 17, no. 1 (February 2019): 46-52.
3. J. Graham Ruby, Kevin M. Wright, Kristin A. Rand, et al., "Estimates of the Heritability of Human Longevity Are Substantially Inflated Due to Assortative Mating," Genetics 210, no. 1 (November, 2018): 1109-24.

第１章　イースター島と移植患者

1. Shelley X. Cao, Joseph M. Dhahbi, Patricia L. Mote, and Stephen R. Spindler, "Genomic Profiling of Short-and Long-Term Caloric Restriction Effects in the Liver of Aging Mice," Proceedings of the National Academy of Sciences of the United States of America 98, no. 19 (2001). You can access all of Spindler's research on his lab's website at
   ▸ https://biochemistry.ucr.edu/faculty/spindler/spindlerresearchgroup.html.
2. ラパマイシン発見の物語の概要については、以下を参照。V. Koneti Rao, "Serendipity in Splendid Isolation: Rapamycin," Blood 127 (January 7, 2016): 5-6.
3. David M. Sabatini, Hediye Erdjument-Bromage, Mary Lui, et al., "RAFT1: A Mammalian Protein That Binds to FKBP12 in a Rapamycin-Dependent Fashion and Is Homologous to Yeast TORs," Cell 78, no. 1 (July 15, 1994): 35-43.
4. Anne N. Conner, "Could Rapamycin Help Humans Live Longer?," The Scientist, March 1, 2018.
5. Nicholas C. Barbet, Ulrich F. Schneider, Stephen B. Halliwell, et al., "TOR Controls Translation Initiation and Early G1 Progression in Yeast," Molecular Biology of the Cell 7, no. 1 (January 2017): 25-42.
6. レビューについては、以下を参照。Charlotte Harrison, "Secrets of a Long Life," Nature Reviews Drug Discovery 8 (September 2009): 698-99.

7. David E. Harrison, Randy Strong, Zelton Dave Sharp, et al., "Rapamycin Fed Late in Life Extends Lifespan in Genetically Heterogeneous Mice," Nature 460, no. 7253 (July 16, 2009): 392-95.
8. Lan Ye, Anne L. Widlund, Carrie A. Sims, et al., "Rapamycin Doses Sufficient to Extend Lifespan Do Not Compromise Muscle Mitochondrial Content or Endurance," Aging 5, no. 7 (July 2013): 539-50.
9. John E. Wilkinson, Lisa Burmeister, Susan V. Brooks, et al., "Rapamycin Slows Aging in Mice," Aging Cell 11, no. 4 (August 2012): 675-82.
10. Chong Chen, Yu Liu, Yang Liu, and Pan Zheng, "mTOR Regulation and Therapeutic Rejuvenation of Aging Hematopoietic Stem Cells," Science Signaling 2, no. 98 (November 24, 2009): ra75.
11. Richard A. Miller, David E. Harrison, Clinton M. Astle, et al., "Rapamycin-Mediated Lifespan Increase in Mice Is Dose and Sex Dependent and Metabolically Distinct from Dietary Restriction," Aging Cell 13, no. 3 (June 2014): 468-77.
12. これらの犬を対象にした研究のレビューについては、以下を参照。Neil Savage, "New Tricks from Old Dogs Join the Fight Against Ageing," Nature 552 (December 13, 2017): S57-S59.
13. 「Dog Aging Project」の詳細については、以下を参照。
▸ https://www.dogagingproject.org.
14. Mikhail V. Blagosklonny, "Aging and Immortality: Quasi-programmed Senescence and its Pharmacologic Inhibition," Cell Cycle 5, no. 18 (September 5, 2006): 2087-102.

第2章　ごみ運搬車とリサイクル工場

1. Vivien Marx, "Autophagy: Eat Thyself, Sustain Thyself," Nature Methods 12, no. 12 (December 2015): 1121-25.
2. オートファジーについての優れたレビューについては、以下を参照。Susana Castro-Obregon, "The Discovery of Lysosomes and Autophagy," Nature Education 3, no. 9 (2010): 49.
3. Xiao Huan Liang, Saadiya Jackson, Matthew Seaman, et al., "Induction of Autophagy and Inhibition of Tumorigenesis by Beclin 1," Nature 402, no. 6762 (December 9, 1999): 672-76.
4. Robin Mathew, Vassiliki Karantza-Wadsworth, and Eileen White, "Role of Autophagy in Cancer," Nature Reviews Cancer 7, no. 12 (December 2007): 961-67.

第3章　低身長症と突然変異

1. J. Graham Ruby, Kevin M. Wright, Kristin A. Rand, et al., "Estimates of the Heritability of Human Longevity Are Substantially Inflated Due to Assortative Mating," Genetics 210, no. 3 (November 2018): 1109-24.
2. Z. Laron, A. Pertzelan, and S. Mannheimer, "Genetic Pituitary Dwarfism with High

Serum Concentration of Growth Hormone—A New Inborn Error of Metabolism?," Israel Journal of Medical Sciences 2, no. 2 (March-April 1966): 152-55. 以下も参照。Zvi Laron, "Lessons from 50 Years of Study of Laron Syndrome," Endocrine Practice 21, no. 12 (December 2015): 1395-402.

3. Fernanda T. Goncalves, Cintia Fridman, Emilia M. Pinto, et al., "The E180splice Mutation in the GHR Gene Causing Laron Syndrome: Witness of a Sephardic Jewish Exodus from the Iberian Peninsula to the New World?," American Journal of Medical Genetics Part A 164A, no. 5 (May 2014) 1204-08.
4. Jaime Guevara-Aguirre, Priya Balasubramanian, Marco Guevara-Aguirre, et al., "Growth Hormone Receptor Deficiency Is Associated with a Major Reduction in Pro-Aging Signaling, Cancer, and Diabetes in Humans," Science Translational Medicine 16, no. 3 (February 16, 2011): 70ra13.
5. O. Shevah and Z. Laron, "Patients with Congenital Deficiency of IGF-I Seem Protected from the Development of Malignancies: A Preliminary Report," Growth Hormone & IGF Research 17, no. 1 (February 2007): 54-57.
6. Kevin Flurkey, John Papacostantinou, Richard A. Miller, and David E. Harrison, "Lifespan Extension and Delayed Immune and Collagen Aging in Mutant Mice with Defects in Growth Hormone Production," Proceedings of the National Academy of Sciences of the United States of America 98, no. 12 (June 5, 2001): 6736-41.
7. Julie A. Mattison, Caradee Yael Wright, Roderick Terry Bronson, et al., "Studies of Aging in Ames Dwarf Mice: Effects of Caloric Restriction," Journal of the American Aging Association 23, no. 1 (January 2000): 9-16. 以下も参照。Andrzej Bartke and Reyhan Westbrook, "Metabolic Characteristics of Long-Lived Mice," Frontiers in Genetics 3 (December 13, 2012): 288.
8. Adam Gesing, Denise Wiesenborn, Andrew Do, et al., "A Long-Lived Mouse Lacking Both Growth Hormone and Growth Hormone Receptor: A New Animal Model for Aging Studies," The Journals of Gerontology, Series A 72, no. 8 (August 2017): 1054-61.
9. Grainne S. Gorman, Patrick F. Chinnery, Salvatore DiMauro, et al., "Mitochondrial Diseases," Nature Reviews Disease Primers 2, article no. 16081 (October 20, 2016).
10. Alessandro Bitto, Chad Lerner, Claudio Torres, et al., "Long-Term IGF-1 Exposure Decreases Autophagy and Cell Viability," PLoS ONE 5, no. 9 (September 2010): e12592.

第4章　沖縄、修道士、セブンスデー・アドベンチスト教の人々 ——

1. Donald Craig Willcox, Bradley J. Willcox, Hidemi Todoriki, and Makoto Suzuki, "The Okinawan Diet: Health Implications of a Low-Calorie, Nutrient-Dense, Antioxidant-Rich Dietary Pattern Low in Glycemic Load," Journal of the American College of Clinical Nutrition 28 (suppl.) (August 2009): 500S-516S.

2. 沖縄百寿者研究について詳しくは、「Okinawa Research Center for Longevity Science」のWebサイトを参照。

▸ http://www.orcls.org.

3. C. M. McKay, Mary F. Crowell, and L. A. Maynard, "The Effect of Retarded Growth upon the Length of Life Span and upon the Ultimate Body Size: One Figure," The Journal of Nutrition 10, no. 1 (July 1935): 63-79.
4. Richard Weindruch, Roy L. Walford, Suzanne Fligiel, and Donald Guthrie, "The Retardation of Aging in Mice by Dietary Restriction: Longevity, Cancer, Immunity, and Lifetime Energy Intake," The Journal of Nutrition 116, no. 4 (April 1986): 641-54.
5. Julie A. Mattison, Ricki J. Colman, T. Mark Beasley, et al., "Caloric Restriction Improves Health and Survival of Rhesus Monkeys," Nature Communications 8, article no. 14063 (January 17, 2017). 以下も参照。Richard Conniff, "The Hunger Gains: Extreme Calorie-Restriction Diet Shows Anti-Aging Results," Scientific American, February 16, 2017,

▸ https://www.scientificamerican.com/article/the-hunger-gains-extreme-calorie-restriction-diet-shows-anti-aging-results/.

6. Min Wei, Sebastian Brandhorst, Mahshid Shelehchi, et al., "Fasting-mimicking Diet and Markers/Risk Factors for Aging, Diabetes, Cancer, and Cardiovascular Disease," Science Translational Medicine 9, no. 377 (February 15, 2017): 9.
7. 以下を参照。Calerie, https://calerie.duke.edu.
8. Emilie Leclerc, Allison Paulino Trevizol, Ruth B. Grigolon, et al., "The Effect of Caloric Restriction on Working Memory in Healthy Non-obese Adults," CNS Spectrums 10 (April 2017): 1-7.
9. James Rochon, Connie W. Bales, Eric Ravussin, et al., "Design and Conduct of the CALERIE Study: Comprehensive Assessment of the Long-Term Effects of Reducing Intake of Energy," The Journals of Gerontology, Series A 66 (January 2011): 97-108. 以下も参照。Robert Roy Britt, "Live Longer: The One Anti-Aging Trick That Works," Live Science, July 8, 2008,

▸ https://www.livescience.com/2666-live-longer-anti-aging-trick-works.html.

10. Edward P. Weiss, Dennis T. Villareal, Susan B. Racette, et al., "Caloric Restriction but Not Exercise-Induced Reductions in Fat Mass Decrease Plasma Triiodothyronine Concentrations: A Randomized Controlled Trial," Rejuvenation Research 11, no. 3 (June 2011): 605-09.
11. Edward P. Weiss, Stewart G. Albert, Dominic N. Reeds, et al., "Calorie Restriction and Matched Weight Loss from Exercise: Independent and Additive Effects on Glucoregulation and the Incretin System in Overweight Women and Men," Diabetes Care 38, no. 7 (July 2015): 1253-62.
12. Ana M. Andrade, Geoffrey W. Greene, and Kathleen J. Melanson, "Eating Slowly Led to Decreases in Energy Intake Within Meals in Healthy Women," Journal of the

American Dietetic Association 108, no. 7 (July 2008): 1186-91.

13. Kaito Iwayama, Reiko Kurihara, Yoshiharu Nabekura, et al., "Exercise Increases 24-H Fat Oxidation Only When It Is Performed Before Breakfast," EBioMedicine 2, no. 12 (December 2012): 2003-09.
14. James D. LeCheminant, Ed Christenson, Bruce W. Bailey, and Larry A. Tucker, "Restricting Night-time Eating Reduces Daily Energy Intake in Healthy Young Men: A Short-Term Cross-over Study," British Journal of Nutrition 110, no. 11 (December 14, 2013): 2108-13.
15. Eric Robinson, Paul Aveyard, Amanda Daley, et al., "Eating Attentively: A Systematic Review and Meta-analysis of the Effect of Food Intake Memory and Awareness on Eating," The American Journal of Clinical Nutrition 97, no. 4 (April 2013): 728-42.
16. Katerina O. Sarri, Nikolaos E. Tzanakis, Manolis K. Linardakis, et al., "Effects of Greek Orthodox Christian Church Fasting on Serum Lipids and Obesity," BMC Public Health 3 (May 16, 2003): 16.
17. Valter D. Longo and Mark P. Mattson, "Fasting: Molecular Mechanisms and Clinical Applications," Cell Metabolism 19, no. 2 (February 4, 2014): 181-92.
18. 以下を参照。Mark Mattson, "STEM-Talk Episode 7: Mark Mattson Talks About Benefits of Intermittent Fasting," Florida Institute for Human & Machine Cognition, April 12, 2016,
    ▸ https://www.ihmc.us/stemtalk/episode007/.
19. マットソンの幅広い業績については、同氏の学術用サイトを参照。
    ▸ http://neuroscience.jhu.edu/research/faculty/57.
20. Stephen D. Anton, Keelin Moehl, William T. Donahoo, et al., "Flipping the Metabolic Switch: Understanding and Applying the Health Benefits of Fasting," Obesity 26, no. 2 (February 2016): 254-68.
21. Kelsey Gabel, Kristin K. Hoddy, Nicole Haggerty, et al., "Effects of 8-Hour Time Restricted Feeding on Body Weight and Metabolic Disease Risk Factors in Obese Adults: A Pilot Study," Nutrition and Healthy Aging, 4, no. 4 (June 15, 2018): 345-53.
22. Humaira Jamshed, Robbie A. Beyl, Deborah L. Della Manna, et al., "Early Time-Restricted Feeding Improves 24-Hour Glucose Levels and Affects Markers of the Circadian Clock, Aging, and Autophagy in Humans," Nutrients 11, no. 6 (June 2019): 1234.
23. 全般的なレビューについては、以下を参照。Ioannis Delimaris, "Adverse Effects Associated with Protein Intake Above the Recommended Dietary Allowance for Adults," ISRN Nutrition (July 2013), article ID 126929.
24. Zeneng Wang, Nathalie Bergeron, Bruce S. Levison, et al., "Impact of Chronic Dietary Red Meat, White Meat, or Nonmeat Protein on Trimethylamine N-Oxide Metabolism and Renal Excretion in Healthy Men and Women," European Heart

Journal 40, no. 7 (February 14, 2019): 583-94.

25. Morgan E. Levine, Jorge A. Suarez, Sebastian Brandhorst, et al., "Low Protein Intake Is Associated with a Major Reduction in IGF-1, Cancer, and Overall Mortality in the 65 and Younger but Not Older Population," Cell Metabolism 19, no. 3 (March 4, 2014): 407-17.
26. Renata Micha, Jose E. Penalvo, Frederick Cudhea, et al., "Association Between Dietary Factors and Mortality from Heart Disease, Stroke, and Type 2 Diabetes in the United States," The Journal of the American Medical Association 317, no. 9 (March 7, 2017): 912-24.
27. Yan Zheng, Yanping Li, Ambika Satija, et al., "Association of Changes in Red Meat Consumption with Total and Cause Specific Mortality Among US Women and Men: Two Prospective Cohort Studies," The British Medical Journal 365 (June 12, 2019), I2110. 以下も参照。An Pan, Qi Sun, Adam M. Bernstein, et al., "Red Meat Consumption and Mortality: Results from 2 Prospective Cohort Studies," Archives of Internal Medicine 172, no. 7 (April 9, 2012): 555-63.
28. Heli E. K. Virtanen, Timo T. Koskinen, Sari Voutilainen, et al., "Intake of Different Dietary Proteins and Risk of Type 2 Diabetes in Men: The Kuopio Ischaemic Heart Disease Risk Factor Study," British Journal of Nutrition 117, no. 6 (March 2017): 882-93.
29. Alicja Wolk, Christos S. Mantzoros, Swen-Olof Andersson, et al., "Insulin-like Growth Factor 1 and Prostate Cancer Risk: A Population-Based, Case-Control Study," Journal of the National Cancer Institute 90, no. 12 (June 17, 1998): 911-15.
30. Simon Brooke-Taylor, Karen Dwyer, Keith Woodford, and Natalya Kost, "Systematic Review of the Gastrointestinal Effects of A1 Compared with A2 β-Casein," Advances in Nutrition 8, no. 5 (September 15, 2017): 739-48.
31. Yasuhiro Saito, Lewyn Li, Etienne Coyaud, et al., "LLGL2 Rescues Nutrient Stress by Promoting Leucine Uptake in ER+Breast Cancer," Nature 569, no. 7775 (May 2019): 275-79.

第５章　小児てんかんと世界的サイクリスト

1. Emory University Health Sciences Center, "Ketogenic Diet Prevents Seizures by Enhancing Brain Energy Production, Increasing Neuron Stability," ScienceDaily, November 15, 2005,
   ▸ www.sciencedaily.com/releases/2005/11/051114220938.htm.
2. Abbi R. Hernandez, Caesar M. Hernandez, Haila Campos, et al., "A Ketogenic Diet Improves Cognition and Has Biochemical Effects in Prefrontal Cortex That Are Dissociable from Hippocampus," Frontiers in Aging Neuroscience 10 (December 3, 2018): 391.
3. S. D. Phinney, B. R. Bistrian, W. J. Evans, et al., "The Human Metabolic Response to

Chronic Ketosis without Caloric Restriction: Preservation of Submaximal Exercise Capability with Reduced Carbohydrate Oxidation," Metabolism 32, no. 8 (August 1983): 769-76.

4. Brent C. Creighton, Parker Neil Hyde, Carl M. Maresh, et al., "Paradox of Hypercholesterolaemia in Highly Trained, Keto-Adapted Athletes," BMJ Open Sport & Exercise Medicine 4, no. 1 (October 2018).
5. Eric C. Westman, Justin Tondt, Emily Maguire, and William S. Yancy, Jr., "Implementing a Low-Carbohydrate, Ketogenic Diet to Manage Type 2 Diabetes Mellitus," Expert Review of Endocrinology & Metabolism 13, no. 5 (September 2018): 263-72. 以下も参照。L. R. Saslow, S. Kim, J. J. Daubenmier, et al., "A Randomized Pilot Trial of a Moderate Carbohydrate Diet Compared to a Very Low Carbohydrate Diet in Overweight or Obese Individuals with Type 2 Diabetes Mellitus or Prediabetes," PLoS ONE 9, no. 4 (April 2014): e91027.
6. Gary Taubes, Why We Get Fat: And What to Do About It (New York: Knopf, 2010), 178.
7. Mahshid Dehghan, Andrew Mente, Xiaohe Zhang, et al., "Associations of Fats and Carbohydrate Intake with Cardiovascular Disease and Mortality in 18 Countries from Five Continents (PURE): A Prospective Cohort Study," The Lancet 390, no. 10107 (November 4, 2017): 2050-62.
8. Sarah J. Hallberg, Amy L. McKenzie, Paul T. Williams, et al., "Effectiveness and Safety of a Novel Care Model for the Management of Type 2 Diabetes at 1 Year: An Open-Label, Non-randomized, Controlled Study," Diabetes Therapy 9, no. 2 (April 2018): 583-612.
9. この引用はバック加齢学研究所の会長兼CEOで、ケトジェニック・ダイエットに関する著名な論文の共著者であるエリック・ヴァーディンのものである。John C. Newman, Anthony J. Covarrubias, Minghao Zhao, et al., "Ketogenic Diet Reduces Midlife Mortality and Improves Memory in Aging Mice," Cell Metabolism 26, no. 3 (September 5, 2017): 547-57.
10. Matthew K. Taylor, Debra K. Sullivan, Jonathan D. Mahnken, et al., "Feasibility and Efficacy Data from a Ketogenic Diet Intervention in Alzheimer's Disease," Alzheimer's & Dementia 4 (December 6, 2018): 28-36.
11. Michele G. Sullivan, "Fueling the Alzheimer's Brain with Fat," Clinical Neurology News, August 23, 2017,
    ▸ https://www.mdedge.com/clinicalneurologynews/article/145220/alzheimers-cognition/fueling-alzheimers-brain-fat.
12. Cinta Valls-Pedret, Aleix Sala-Vila, Merce Serra-Mir, et al., "Mediterranean Diet and Age-Related Cognitive Decline: A Randomized Clinical Trial," JAMA Internal Medicine 175, no.7 (July 2015): 1094-103.
13. John C. Newman, Anthony J. Covarrubias, Minghao Zhao, et al., "Ketogenic Diet

Reduces Midlife Mortality and Improves Memory in Aging Mice," Cell Metabolism 26, no. 3 (September 5, 2017): 547-57. 以下も参照。Megan N. Roberts, Marita A. Wallace, Alexey A. Tomilov, et al., "A Ketogenic Diet Extends Longevity and Healthspan in Adult Mice," Cell Metabolism 26, no. 3 (September 5, 2017): 539-46.

14. Roberts et al., "A Ketogenic Diet Extends Longevity and Healthspan in Adult Mice."
15. John C. Newman and Eric Verdin, "β-Hydroxybutyrate: A Signaling Metabolite," Annual Review of Nutrition 37 (August 2017): 51-76.

第6章　原始人と文明人

1. James V. Neel, Alan B. Weder, and Stevo Julius, "Type II Diabetes, Essential Hypertension, and Obesity as 'Syndromes of Impaired Genetic Homeostasis': The 'Thrifty Genotype' Hypothesis Enters the 21st Century," Perspectives in Biology and Medicine 42, no. 1 (Autumn 1998): 44-74.
2. この年表は、以下のものをベースにしている。John Pickrell, "Timeline: Human Evolution," New Scientist, September 4, 2006,
▸ https://www.newscientist.com/article/dn9989-timeline-human-evolution/.
3. Vincent Balter, Jose Braga, Philippe Telouk and J. Francis Thackeray, "Evidence for Dietary Change but Not Landscape Use in South African Early Hominins," Nature 489, no. 7417 (September 27, 2012): 558-60.
4. Laure Schnabel, Emmanuelle Kesse-Guyot, Benjamin Alles, et al., "Association Between Ultraprocessed Food Consumption and Risk of Mortality Among Middle-Aged Adults in France," JAMA Internal Medicine 179, no. 4 (February 11, 2019): 490-98.
5. GBD 2017 Diet Collaborators, "Health Effects of Dietary Risks in 195 Countries, 1990-2017: A Systematic Analysis for the Global Burden of Disease Study 2017," The Lancet 393, no. 10184 (May 11, 2019): 1958-72.
6. Wolfgang Haak, Peter Forster, Barbara Bramanti, et al., "Ancient DNA from the first European Farmers in 7500-Year-Old Neolithic Sites," Science 310, no. 5750 (November 11, 2005): 1016-18.
7. Michael Gurven and Hillard Kaplan, "Longevity Among Hunter-Gatherers: A Cross-Cultural Examination," Population and Development Review 33, no. 2 (June 2007): 321-65.
8. Michael P. Richards and Erik Trinkaus, "Isotopic Evidence for the Diets of European Neanderthals and Early Modern Humans," Proceedings of the National Academy of Sciences of the United States of America 106, no. 38 (September 22, 2009): 16034-39.
9. S. Boyd Eaton and Melvin Konner, "Paleolithic Nutrition—A Consideration of Its Nature and Current Implications," The New England Journal of Medicine 213, no. 5 (January 31, 1985): 283-89.
10. 以下を参照。"The Sugar Timeline," Hippocrates Health Institute, September 9, 2016,

▸ https://hippocratesinst.org/the-sugartimeline.

以下も参照。T. L. Cleave, The Saccharine Disease: Conditions Caused by the Taking of Refined Carbohydrates, Such as Sugar and White Flour (Bristol: John Wright & Sons, 1974).

11. ローレン・コルダインの業績について詳しくは、以下を参照。

▸ https://thepaleodiet.com/.

以下も参照。Loren Cordain, S. Boyd Eaton, Anthony Sebastian, et al., "Origins and Evolution of the Western Diet: Health Implications for the 21st Century," The American Journal of Clinical Nutrition 81, no. 2 (February 2005): 341-54.

12. Da Li, Wu-Ping Sun, Shi-Sheng Zhou, et al., "Chronic Niacin Overload May Be Involved in the Increased Prevalence of Obesity in US Children," World Journal of Gastroenterology 16, no. 19 (May 21, 2010): 2378-87. 以下も参照。Shi-Sheng Zhou, Da Li, Wu-Ping Sun, et al., "Nicotinamide Overload May Play a Role in the Development of Type 2 Diabetes," World Journal of Gastroenterology 15, no. 45 (December 7, 2009): 5674-84.

13. 同上

14. Jared Diamond, "The Worst Mistake in the History of the Human Race," Discover, May 1, 1987, 64-66.

15. 同上

16. Yuval Noah Harari, Sapiens: A Brief History of Humankind (New York: Harper, 2015), 91-92.

17. Yujin Lee, Dariush Mozaffarian, Stephen Sy, et al., "Cost-Effectiveness of Financial Incentives for Improving Diet and Health Through Medicare and Medicaid: A Microsimulation Study," PLOS Medicine 16, no. 3 (March 19, 2019): e1002761.

18. Gary Taubes, "Is Sugar Toxic?," New York Times, April 13, 2011.

19. Gary Taubes, The Case Against Sugar (New York: Knopf, 2016).

20. Robert Lustig, Fat Chance: Beating the Odds Against Sugar, Processed Food, Obesity, and Disease (New York: Hudson Street Press, 2012).

21. United States Department of Agriculture Economic Research Service, "Food Availability and Consumption,"

▸ https://www.ers.usda.gov/data-products/ag-and-food-statistics-chartingthe-essentials/food-availability-and-consumption/.

22. Emily E. Ventura, Jaimie N. Davis, and Michael I. Goran, "Sugar Content of Popular Sweetened Beverages Based on Objective Laboratory Analysis: Focus on Fructose Content," Obesity 19, no. 4 (April 2011): 868-74.

23. 肥満の原因になる化学物質についての驚愕のレビューについては、以下を参照。Bruce Blumberg, The Obesogen Effect: Why We Eat Less and Exercise More but Still Struggle to Lose Weight (New York: Grand Central, 2018).

第７章　クルミと穀物飼育の牛

1. Penny M. Kris-Etherton, Thomas A. Pearson, Ying Wan, et al., “High-Monounsaturated Fatty Acid Diets Lower Both Plasma Cholesterol and Triacylglycerol Concentrations,” The American Journal of Clinical Nutrition 70, no. 6 (December 1999): 1009-15.
2. Fumiaki Imamura, Renata Micha, Jason H. Y. Yu, et al., “Effects of Saturated Fat, Polyunsaturated Fat, Monounsaturated Fat, and Carbohydrate on Glucose-Insulin Homeostasis: A Systematic Review and Meta-analysis of Randomised Controlled Feeding Trials,” PLOS Medicine 13, no. 7 (July 19, 2016): e1002087.
3. Maria Luz Fernandez and Kristy L. West, “Mechanisms by Which Dietary Fatty Acids Modulate Plasma Lipids,” The Journal of Nutrition 135, no. 9 (September 2005): 2075-78. 以下も参照。Olivia Goncalves Leao Coelho, Barbara Pereira da Silva, Daniela Mayumi Usuda Prado Rocha, et al., “Polyunsaturated Fatty Acids and Type 2 Diabetes: Impact on the Glycemic Control Mechanism,” Critical Reviews in Food Science and Nutrition 57, no. 17 (November 22, 2017): 3614-19.
4. James V. Pottala, Kristine Yaffe, Jennifer G. Robinson, et al., “Higher RBC EPA + DHA Corresponds with Larger Total Brain and Hippocampal Volumes,” Neurology 82, no. 5 (February 4, 2014): 435-42.
5. Z. S. Tan, W. S. Harris, A. S. Beiser, et al., “Red Blood Cell ω-3 Fatty Acid Levels and Markers of Accelerated Brain Aging,” Neurology 78, no. 9 (February 28, 2012): 658-64.
6. 以下を参照。Framingham Heart Study,
▸ https://www.framinghamheartstudy.org.
7. Eric Dewailly, Carole Blanchet, Simone Lemieux, et al., “n-3 Fatty Acids and Cardiovascular Disease Risk Factors among the Inuit of Nunavik,” The American Journal of Clinical Nutrition 74, no. 4 (October 2001): 464-73.
8. 以下を参照。Patricia Gadsby and Leon Steele, “The Inuit Paradox,” \Discover, October 1, 2004.
9. Cynthia A. Daley, Amber Abbott, Patrick S. Doyle, et al., “A Review of Fatty Acid Profiles and Antioxidant Content in Grass-Fed and Grain-Fed Beef,” Nutrition Journal 9, no. 10 (March 2010).
10. Eric Dewailly was a Canadian epidemiologist who studied the Inuit paradox throughout his career, as well as the effects of contaminants on the environment in the Arctic. He is credited for calling omega-3 polyunsaturated fats a “natural aspirin” to dampen inflammatory processes.
11. 以下を参照。Bodil Schmidt-Nielsen, August and Marie Krogh: Lives in Science (New York: Springer, 1995).
12. Hans Olaf Bang and Jorn Dyerberg, “Lipid Metabolism and Ischemic Heart Disease

in Greenland Eskimos," in Advances in Nutritional Research, edited by H. H. Draper (New York: Springer Science+Business Media, 1980), 1-22.

13. Cynthia A. Daley, Amber Abbott, Patrick S. Doyle, et al., "A Review of Fatty Acid Profiles and Antioxidant Content in Grass-Fed and Grain-Fed Beef," Nutrition Journal 9, no. 10 (March 2010).
14. Christopher E. Ramsden, Daisy Zamora, Boonseng Leelar-thaepin, et al., "Use of Dietary Linoleic Acid for Secondary Prevention of Coronary Heart Disease and Death: Evaluation of Recovered Data from the Sydney Diet Heart Study and Updated Meta-analysis," The British Medical Journal 346 (February 4, 2013): e8707.
15. Michel de Lorgeril, Patricia Salen, Jean-Louis Martin, et al., "Mediterranean Diet, Traditional Risk Factors, and the Rate of Cardiovascular Complications After Myocardial Infarction: Final Report of the Lyon Diet Heart Study," Circulation 99, no. 6 (February 16, 1999): 779-85.
16. Frank M. Sacks, Alice H. Lichtenstein, Jason H. Y. Yu, et al., "Dietary Fats and Cardiovascular Disease: A Presidential Advisory from the American Heart Association," Circulation 136, no. 3 (2017): e1-e23.
17. Artemis P. Simopoulos, "The Mediterranean Diets: What Is So Special About the Diet of Greece? The Scientific Evidence," The Journal of Nutrition 131, no. 11 (suppl.) (November 2001): 3065S-73S.
18. Ramon Estruch, Emilio Ros, Jordi Salas-Salvado, et al., "Primary Prevention of Cardiovascular Disease with a Mediterranean Diet," The New England Journal of Medicine 368, no. 14 (April 4, 2013): 1279-90.
19. Ramon Estruch, Emilio Ros, Jordi Salas-Salvado, et al., "Primary Prevention of Cardiovascular Disease with a Mediterranean Diet Supplemented with Extra-Virgin Olive Oil or Nuts," The New England Journal of Medicine 378, no. 25 (June 21, 2018): e34.
20. Michelle Luciano, Janie Corley, Simon R. Cox, et al., "Mediterranean-Type Diet and Brain Structural Change from 73 to 76 Years in a Scottish Cohort," Neurology 88, no. 5 (January 31, 2017): 449-55.
21. Gretchen Benson, Raquel Franzini Pereira, and Jackie L. Boucher, "Rationale for the Use of a Mediterranean Diet in Diabetes Management," Diabetes Spectrum 24, no. 1 (February 2011): 36-40.
22. Shusuke Yagi, Daiju Fukuda, Ken-ichi Aihara, et al., "n-3 Polyunsaturated Fatty Acids: Promising Nutrients for Preventing Cardiovascular Disease," Journal of Atherosclerosis and Thrombosis 24, no. 10 (October 1, 2017): 999-1010.
23. Narinder Kaur, Vishal Chugh, and Anil K. Gupta, "Essential Fatty Acids as Functional Components of Foods—A Review," Journal of Food Science and Technology 51, no. 10 (October 2014): 2289-303.
24. Asmaa S. Abdelhamid, Tracey J. Brown, Julii S. Brainard, et al., "Omega-3 Fatty

Acids for the Primary and Secondary Prevention of Cardiovascular Disease," Cochran Database of Systematic Reviews, November 30, 2018.

第 8 章　クジラ、げっ歯類、喫煙者

1. 詳細は以下を参照。
▸ https://www.afsc.noaa.gov/nmml/library/.
2. John C. George, Jeffrey Bada, Judith Zeh, et al., "Age and Growth Estimates of Bowhead Whales (Balaena mysticetus) via Aspartic Acid Racemization," Canadian Journal of Zoology 77, no. 4 (September 1999): 571-80. 以下も参照。Cheryl Rosa, J. Craig George, Judith Zeh, et al., "Update on Age Estimation of Bowhead Whales (Balaena mysticetus) Using Aspartic Acid Racemization," n.d.,
▸ http://www.north-slope.org/assets/images/uploads/SC-56-BRG6 ROSA.pdf.
3. Arkadi F. Prokopov, "Theoretical Paper: Exploring Overlooked Natural Mitochondria-Rejuvenative Intervention: The Puzzle of Bowhead Whales and Naked Mole Rats," Rejuvenation Research 10, no. 4 (December 2007): 543-60. 以下も参照。L. Michael Philo, Emmett B. Shotts Jr., and John C. George, "Morbidity and Mortality," in The Bowhead Whale, edited by John J. Burns, J. Jerome Montague, and Cleveland J. Cowles (Lawrence, KS: Society for Marine Mammalogy, 1993), 275-312.
4. 彼女およびその他の人々の仕事のレビューについては、以下を参照。J. Graham Ruby, Megan Smith, and Rochelle Buffenstein, "Naked Mole-Rat Mortality Rates Defy Gompertzian Laws by Not Increasing with Age," eLife 7 (January 24, 2018): e31157.
5. S. Zhao, L. Lin, G. Kan, et al., "High Autophagy in the Naked Mole Rat May Play a Significant Role in Maintaining Good Health," Cellular Physiology and Biochemistry 33, no. 2 (2014): 321-32.
6. Edward J. Calabrese and Linda A. Baldwin, "Hormesis: U-shaped Dose Responses and Their Centrality in Toxicology," Trends in Pharmacological Science 22, no. 6 (June 2001): 285-91.
7. Michael Roerecke and Jurgen Rehm, "The Cardioprotective Association of Average Alcohol Consumption and Ischaemic Heart Disease: A Systematic Review and Meta-analysis," Addiction 107, no. 7 (July 2012): 1246-60.
8. Edward J. Calabrese and Mark P. Mattson, "How Does Hormesis Impact Biology, Toxicology, and Medicine?," NPJ Aging and Mechanisms of Disease 3, article no. 13 (2017).
9. Edward J. Calabrese and Linda A. Baldwin, "Hormesis as a Biological Hypothesis," Environmental Health Perspectives 106 (suppl. 1) (February 1998): 357-62.
10. Gary E. Goodman, Mark D. Thornquist, John Balmes, et al., "The Beta-Carotene and Retinol Efficacy Trial: Incidence of Lung Cancer and Cardiovascular Disease Mortality During 6-year Follow-up After Stopping β-carotene and Retinol Supplements," Journal of the National Cancer Institute 96, no. 23 (December 2004):

1743-50.

11. 以下を参照。"Welcome to the ATBA Study Web Site," National Cancer Institute,
▸ https://atbcstudy.cancer.gov.
12. Scott M. Lippman, Eric A. Klein, Phyllis J. Goodman, et al., "Effect of Selenium and Vitamin E on Risk of Prostate Cancer and Other Cancers: The Selenium and Vitamin E Cancer Prevention Trial (SELECT)," The Journal of the American Medical Association 30, no. 1 (January 7, 2009): 39-51.
13. Eric A. Klein, Ian M. Thompson, Catherine M. Tangen, et al., "Vitamin E and the Risk of Prostate Cancer: The Selenium and Vitamin E Cancer Prevention Trial (SELECT)," The Journal of the American Medical Association 306, no. 14 (October 12, 2011): 1549-56.
14. Volkan I. Sayin, Mohamed X. Ibraham, Erik Larsson, et al., "Antioxidants Accelerate Lung Cancer Progression in Mice," Science Translational Medicine 6, no. 221 (January 29, 2014): 221ra15.
15. Kristell Le Gal, Mohamed X. Ibrahim, Clotilde Wiel, et al., "Antioxidants Can Increase Melanoma Metastasis in Mice," Science Translational Medicine 7, no. 308 (October 7, 2015): 308re8.
16. Ewen Callaway, "How Elephants Avoid Cancer," Nature, October 8, 2015,
▸ https://www.nature.com/news/how-elephants-avoid-cancer-1.18534.
以下も参照。Lisa M. Abegglen, Aleah F. Caulin, Ashley Chan, et al., "Potential Mechanisms for Cancer Resistance in Elephants and Comparative Cellular Response to DNA Damage in Humans," The Journal of the American Medical Association 314, no. 17 (November 3, 2015): 1850-60.

第9章　血液検査と食品リスト

1. Congcong He, Michael E. Bassik, Viviana Moresi, et al., "Exercise-Induced BCL2-Regulated Autophagy Is Required for Muscle Glucose Homeostasis," Nature 481, no. 7382 (January 26, 2012): 511-15.
2. Xiao Huan Liang, Saadiya Jackson, Matthew Seaman, et al., "Induction of Autophagy and Inhibition of Tumorigenesis by Beclin 1," Nature 402, no. 6762 (December 9, 1999): 672-76.
3. Alicia Melendez and Beth Levine and A. Melendez, "Autophagy in C. elegans," WormBook, August 24, 2009,
▸ http://www.wormbook.org/chapters/www autophagy/autophagy.html.
4. Y. He, Germaine G. Cornelissen-Guillaume, Junyun He, et al., "Circadian Rhythm of Autophagy Proteins in Hippocampus Is Blunted by Sleep Fragmentation," Chronobiology International 33, no. 5 (2016): 553-60.
5. 以下を参照。National Sleep Foundation,
▸ https://www.sleepfoundation.org.

著者紹介

ジェームズ・W・クレメント

James W. Clement

弁護士、起業家から転身した異色の生物科学研究者。20年にわたって、健康長寿を科学的に探求する。ハーバード・メディカルスクールのジョージ・M・チャーチ教授とともに、2010年に開始した「スーパーセンテナリアン研究(106歳以上の健康長寿者の調査・分析)」は世界的に知られている。国をまたいだ研究連携やフロリダの著者自身の拠点で、最先端の生物学的な発見や知見にフォーカスし、健康長寿にブレークスルーを起こすために、日夜研究に励んでいる。

著者のウェブサイト　JamesWClement.com
ツイッター　@JamesWClement

クリスティン・ロバーグ

Kristin Loberg

ライター、編集者。『ジエンド・オブ・イルネス』(デイビッド・エイガス著、野中香方子訳、日経BP)や『「いつものパン」があなたを殺す』(デイビッド・パールマター著、白澤卓二訳、三笠書房)などのベストセラー書のライティングを手がける。

訳者紹介

児島 修

Osamu Kojima

英日翻訳者。立命館大学文学部卒(心理学専攻)。主な翻訳書は『DIE WITH ZERO 人生が豊かになりすぎる究極のルール』(ビル・パーキンス著、ダイヤモンド社)、『やってのける』(ハイディ・グラント・ハルバーソン著、大和書房)など。

SWITCH スイッチ
オートファジーで手に入れる究極の健康長寿

2021年1月12日　第1版第1刷発行
2023年8月23日　第1版第3刷発行

著　者　ジェームズ・W・クレメント
クリスティン・ロバーグ
訳　者　児島 修
発行者　中川 ヒロミ
発行　株式会社日経BP
発売　株式会社日経BPマーケティング
〒105-8308
東京都港区虎ノ門4-3-12
https://bookplus.nikkei.com/
ブックデザイン　小口 翔平＋三沢 稜＋奈良岡 菜摘（tobufune）
DTP・制作　河野 真次
編集担当　沖本 健二
印刷・製本　中央精版印刷株式会社

ISBN 978-4-296-00008-1　Printed in Japan

本書籍に関するお問い合わせ、ご連絡は下記にて承ります。
https://nkbp.jp/booksQA